医院病案管理研究

郝 放 编著

郑州大学出版社

图书在版编目（CIP）数据

医院病案管理研究 / 郝放编著. -- 郑州：郑州大学出版社，2025. 4. -- ISBN 978-7-5773-1052-7

I．R197.323.1

中国国家版本馆 CIP 数据核字第 2025171T0N1 号

医院病案管理研究
YIYUAN BINGAN GUANLI YANJIU

策划编辑	李龙传	封面设计	苏永生
责任编辑	白晓院　马锦秀	版式设计	苏永生
责任校对	董　珊	责任监制	朱亚君

出版发行	郑州大学出版社	地　址	河南省郑州市高新技术开发区
出 版 人	卢纪富		长椿路 11 号（450001）
经　销	全国新华书店	网　址	http://www.zzup.cn
印　刷	河南大美印刷有限公司	发行电话	0371-66966070
开　本	787 mm×1 092 mm　1 / 16	字　数	173 千字
印　张	8.25	印　次	2025 年 4 月第 1 次印刷
版　次	2025 年 4 月第 1 版		

书　号	ISBN 978-7-5773-1052-7	定　价	49.00 元

▲▼ 前 言 ▲▼

　　随着社会经济的快速发展和医药卫生体制改革的不断深入,医院病案管理作为医疗质量管理的重要组成部分,其重要性日益突显。病案不仅是记录患者病情变化、诊疗经过的重要资料,也是医疗、教学、科研活动的基础,更是评定医疗质量、监督管理医疗行为以及处理医疗纠纷的法律依据。因此,做好病案管理具有积极的现实意义。

　　本书详细介绍了医院病案管理的相关内容,包括医院病案科室概述、医院病案管理的工作内容、医院病案质量管理、医院病案信息化管理、医院病案安全管理、医院病案统计管理以及门(急)诊病历书写规范等。旨在通过对医院病案管理的深入研究和分析,为医院病案管理工作的改进提供参考依据,推动医院病案管理的规范化、科学化与信息化发展。

　　本书综合运用多种研究方法,以期为医院病案管理提供全面、客观的研究视角和解决方案。期望能够为医疗机构提供科学合理的病案质量控制方案,提高医院管理效能,减轻医务人员的工作负担,提高工作效率。同时,我们也希望本书的出版能够引起医院管理者对病案管理工作的重视,促进病案管理专业人才的培养与引进,推动病案管理信息化建设,从而提升医院病案管理的整体水平,为医院的高质量发展提供有力支撑。

郝　放

2024 年 12 月

目 录

第一章 医院病案科室概述

病案科(medical record department)负责医疗机构的医疗档案管理,与医院各个部门存在广泛的联系,可以说是医院的医疗信息中枢。病案科每天都在接收大量的门(急)诊患者和住院患者的诊疗信息,并对其进行加工整理。根据规定,医疗机构必须建立病案管理部门,负责医疗信息的记录、收集、管理,以及病案的质量监控与持续改进,保证医疗信息工作的顺利进行。

第一节 病案科室的职责

病案科室职责如下。

第一,贯彻执行国家卫生健康委员会(简称卫健委)颁发的有关法律法规和相关标准。病案管理人员需要不断学习增强法律意识,遵循有关病案信息管理的法律法规,收集、整理、保存医疗工作产生的医疗记录;组织医务人员学习有关的法律法规,监督、检查医务人员及时完成病历书写,提升病历质量,获取完整、翔实的病案信息资料。

第二,紧密配合国家医疗改革,提供准确的病案信息和手术操作的分类编码。国家医疗改革规划正在稳步实施,医疗保险已在城市和乡村普及,医疗付费的病种管理、临床路径的实施以及国家卫生统计基础资料的收集,皆有赖于病案管理人员提供正确信息和编码,病案管理人员需要认真负责地对待相关信息。病案信息管理已成为"患者—医疗单位—医疗付费"之间的桥梁,是医疗改革中不可或缺的一环。

第三,贯彻执行本单位病案管理工作的各项规章制度,制定合理的内部工作流程,用图表方式表明工作流程。用以规范和约束工作人员,建立和谐统一的工作环境。

第四,明确制定病案科室每个岗位的工作描述,包括工作名称、工作人员负责的部门工作、主要的工作目标、完成工作的标准、工作间的相互关系。用以明确岗位职责、工作范围与其他工作的衔接、科室间的协作,有利于每个工作人员完成本职工作。

第五,负责病案资料的收集、整理、归档、存储、借阅供应、分类编码、质量监控、索引登记、随访登记、病历资料的复印或复制。要收集完整、翔实的病案资料,科学地加工管理,妥善保存病案资料,随时提供病案信息。

第六，为医院的医疗、临床、科研、教学及社会需求提供信息服务。保证医院医疗、科研、教学、医院管理工作的顺利开展。以患者为中心，做好查阅病案的咨询，病案复印、复制服务。

第七，依法收集医疗统计数据，进行统计分析，并提供各级各类信息和统计报表，参与医院管理。要求数据准确、及时，正确地反映工作成绩与存在的问题，协助领导决策。

第八，负责各种医疗记录表格的管理、审定，保障医疗工作顺利进行，避免表格的重复印刷和资源的浪费。

第九，参与病案管理信息网络的设计与建设，遵照《电子病历应用管理规范（试行）》推进电子病案的建设实施和质量监控。

第十，防止病案丢失、损毁、篡改、被非法借阅使用，恪守职业道德，保护患者的隐私。

第十一，负责病案管理人员的专业培训，不断更新知识，提高人员素质和业务水平，跟进医疗改革步伐，培养适用人才。

第二节　病案科室管理的实施方法

一、工作计划

工作计划包括以下内容。

（一）确定目标并选择行动方向

这一过程首先要考虑的是目标问题。比如要达到什么目标，实现什么目的，采取什么行动，怎样来完成等。在确定行动方案之前应周密思考，设计多个方案供医院选择。

（二）考虑实现目标的条件

提出一个关于未来预期环境的设想以及在这个环境中要达到的目标。例如，为完善病案控制系统，提高病案控制质量，根据现有的条件，对示踪系统的选择及管理采用什么方法、达到什么目标做出全面考虑。

（三）设计分级目标的方案

如果已确定目标是一个较高级的目标，那么，病案科应考虑是否能一次性地达标，并充分预测可能影响达标的因素。达到既定目标后，选择替换行动方案，并根据影响达标的因素鉴定替换行动方案的可行性，使之最终达到目标。例如，目标是使病案管理工作全部电子计算机化，实现"无纸病案"，其目标是为了大量存贮信息，快速、准确地检索信息。影响这一目标实现的因素主要有两方面，一是病案科工作人员的专业水平和业务能力,二是电子计算机设备的质量。因此在为实现"电子计算机化的病案管理"这一目标时,所设计的行动方案必须是能够解决影响实现目标的不利因素,并能通过替换行动方案进一步排除干扰因素,最终实现既定目标。

（四）把计划变为行动

把计划交给科室内的工作人员讨论,使大家都参与到实现目标的活动中来,倾听工作人员对计划的意见,调动工作人员积极地变计划为行动。这是一个病案科室负责人为达到既定目标必须努力做到的,没有全体工作人员的共同努力,计划就只是一纸空文。

（五）以批判的态度检查、评估结果

计划实施中、实施后,常以批判的态度进行检查、评估,如"这一计划的目标是否达到""为什么没达到目标"。检查、评估是为达到目标开展的反馈活动。通过反馈检查偏离目标的程度,了解所实施计划有无效果,能否满足目标要求。例如,一个医院的病案科计划用 3 个月的时间建立病案尾号排列归档系统。确定这一目标时,应考虑 3 个月的时间是否能完成,要考虑现实状态,要预见到可能影响完成计划的因素,如病案的数量、储存病案的空间、归档的设备、工作人员专业水平等。在执行这一计划时,要边做边检查是否合乎要求,要对目标的进展情况有所了解、估计,不断提出解决问题的具体办法,这样才能保证顺利完成计划。

（六）计划的落实要求

病案科室的计划一旦形成,病案科室负责人就要规划如何完成计划,为达到计划的目标,避免计划的盲目性,应根据病案科室的实际需要来确定目标,并为达到目标不断进行检查、修改,最终落实计划。因此,所有病案科室负责人的计划都应该包含以下几点。

第一,病案科室明显需要的、可能达到的目标。

第二,检查现有的环境并预测可能影响科室实现目标的变化。

第三,鉴定更替行动的方案,从以前制定、设想的角度对它进行评价。经过仔细考虑后,选择最适宜科室要求的行动方案。这是科学管理决策过程的一部分。

第四,落实计划,检查计划在实施过程中的进展程度。

第五,从是否达到科室的目标、是否有成效的角度评价已实施的计划,并在各层次制订计划,为工作人员提供指导并加强他们的目标意识,使他们能够主动帮助病案科室负责人处理各种变化,并促进其他管理功能的顺利进行。病案科室负责人不仅要靠自己的能力周密进行计划,还要依靠全体工作人员共同努力完成计划,这也是管理过程中必不可少的一部分。

二、工作设计

工作设计包含特殊的工作内容以及工作方法,即明确工作岗位的描述。

(一)集合工作单元

在病案科内部,每个工作岗位应集合成工作单元,同样,科室内的各工作单元也必然合乎逻辑地结合起来,形成一个全面的组织框架。然而科室内的个人工作方案和工作单元以及整体框架必定受到医院内或社区内环境的影响。主要包括:①领导体制的影响。如领导的管理水平、业务能力、专业程度等。②医院机构设置的影响。如机构是否完善、合理,是否能够相互协调,是否有病案委员会,其职能是否能充分发挥。③物质资源的影响。资源是否丰富,设备是否先进,职工待遇是否较高。④工作环境、条件的影响。如病案科室的位置是否利于开展工作,各岗位工作条件的好坏,以及现代化设备在病案管理工作中应用的程度等。

(二)注意做好组织工作

病案科室的负责人在组织病案工作、进行工作设计时应注意以下两点:①科室每个工作岗位都应备有一份岗位职责,并在这一基础上使其日臻完善。②改进工作满意度。如何引导工作人员做枯燥乏味、不满意的工作,是病案科室负责人应非常关心的事情。工作满意度是一个极为复杂的课题,过分简单的解释或解决方法难以对其产生实质性作用。在实际工作场景中,有许多可变因素,这些因素能帮助负责人判断是否开展某一项特殊工作,合理把控这些因素能够改善工作人员对所从事工作的满意度。

(三)掌握影响工作设计的因素

1. 与工作有关的可变因素

(1)多样性:包括工具、设备、活动及工作场所的条件。

(2)自治权:它是指工作人员从事工作的独立性及所受限制的程度。

(3)工作人员相互影响:指工作人员之间的关系,其影响涉及范围(工作人员的人数)及类型(工作人员的层次、性格、人格等)。

(4)知识与技能:从达到熟练工作所需的时间上可以反映出工作人员的知识与技能的掌握情况。

(5)责任:它能够体现工作人员对职责的履行及对规章制度执行的情况,并且能够监督执行的严密程度,以及帮助明确出现错误后所付出的代价。

(6)工作价值:工作人员往往从个人工作对整体工作产生的作用上去衡量自己的工作价值,并可从中获得对工作的满意感。

(7)反馈:工作人员能否不断得到领导的反馈信息是很重要的,及时的表扬和善意的批评会使其感觉受到了重视。

(8)报酬:这是对工作人员工作质量的肯定。它包括工资、奖金及其他附加的利益。

(9)工作条件:指自然工作环境对工作人员的影响。

(10)周期:周期是指完成一项工作所需的时间。单调、枯燥、冗长的工作会影响工作人员的情绪,从而产生厌烦的心理。

病案科室负责人应能掌握上述10种影响因素,并尽可能在自己的权力范围及能力所及的情况下不断进行调整和改变,以期将不利因素变为有利因素,提升工作人员对工作的满意度,使其能更好地开展工作。

2. 工作人员之间的差异

对于领导者来说,主要困难是改变工作人员之间因差别产生的不同的工作满意度。能力、背景及社会条件的差别使工作人员产生不同类型的心理需要,而且每个工作人员会从工作中寻找出特殊的回报。这些差异使得某个人对某一种工作感到厌烦、重复、平淡,但可能使另一个人感到满意。因此,期望增加满意度时,不仅要考虑工作条件和内容,也要考虑个人的需要。病案科室负责人应清楚地了解工作人员的这些差异和不同的心理需要,做出恰当的工作安排,在条件允许的情况下,尽可能缩小差别。例如,为工作人员提供提高学历和深造的机会,为他们提供接受继续教育的机会,让他们不断学习新的工作技能。工作人员之间的差异反映在如下几个方面。

(1)能力的差异:一些具有良好工作能力的工作人员常常会从工作中获得满意感,但这需要病案科室负责人为其提供充分发挥其全部才能的机会,使其大显身手。不能使工作人员充分体现能力和发挥作用是其不满意的根源,这样,人才将会流失,工作将会受到严重的影响,即使在短时间内没有产生明显的影响,也迟早会出现负面影响。

(2)工作态度和适应能力的差异:能很好调节自身情绪的工作人员对自己的工作比较容易产生满意感。但是,如果对工作不满意是由人际关系引起的,即使改变工作设计或工作环境也不可能大幅度地提高满意度。病案科室负责人在选择工作人员时应对其有所了解,了解他与周围人的关系,与周围人的接触是否融洽。

(3)平衡承受的差异:在工作中,工作人员在经济和心理方面所得到的报酬的公平感是很重要的。经济报酬体现多劳多得,体现知识、技能的差异,是应与其工作质量、工作价值相适应的。心理方面的报酬是对工作人员工作质量的肯定,对其所付出的努力给予良好的评价及赋予应有的荣誉,这两方面的报酬包括工作人员自己的要求和他从工作中得到的报酬。尤为重要的是,这些报酬要被工作人员看作是公平的。否则,有效的工作分配和工作人员之间的工作搭配所产生的满意感和利益,可能会因报酬的不公平而被很大程度地抵消。

（四）工作内容丰富的满意度

工作内容丰富主要是工作的扩展度,它包含增加工作人员的自治权和责任感,使其更大范围地参与决策。通过更多地参与计划、指导和控制,为他们提供更大发挥知识和才能的机会。丰富工作内容,包括赋予一个工作组自我管理和增进交流的更大权利,使工作人员明确好的行为能够得到认可,并对个人和组织的目标做出贡献。因此,丰富工作内容最主要的贡献是使工作更有意义,使工作人员有更大的责任感,更加了解自己的努力成果。

上述内容,需要病案科室负责人在做工作设计时应进行周密的考虑,细致的安排。

三、制定工作手册

病案科工作手册包含了组织结构、工作流程、岗位职责（描述）、操作程序及规章制度。它是为了使员工全面了解病案科的有关规章制度、工作要求、责任及工作标准,时刻对照并自律个人的行为。

（一）组织结构

组织结构图（图1-1）是表示形成组织结构最常用的方法,是用图表明部门和岗位之间的位置及关系。

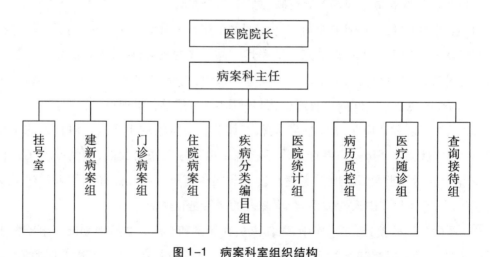

图1-1　病案科室组织结构

（二）工作流程

病案科室工作流程反映各工作环节及流通路径（图1-2,图1-3）。随着工作改革和发展,流通路径可能会产生新的变化,因此应当不断更新。工作流程图可以标明有问题的环节,使管理者一目了然,管理重点。

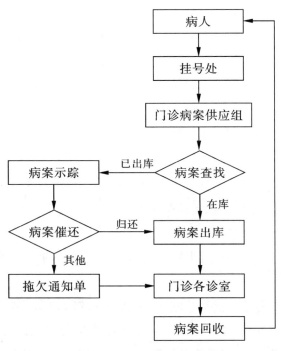

图 1-2 门诊病案工作流程

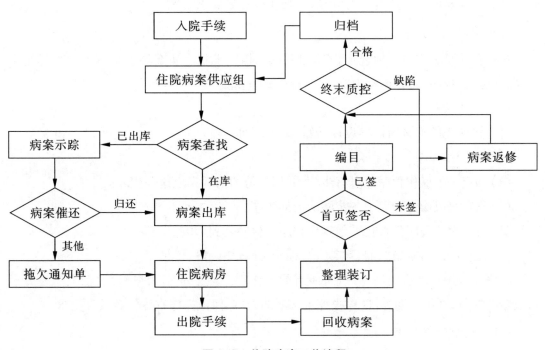

图 1-3 住院病案工作流程

（三）岗位职责（描述）

岗位职责,也称岗位描述,包括工作人员的岗位名称、负责部门、工作级别、工资待遇、工作的功能关系、主要工作目标、主要管理人员的责任以及任务完成标准等。功能关系是指某个工作人员与某科工作的联系。如病案人员到病房收取出院病案,要与病房护士、医师联系,这种联系即构成了一种功能关系。

病案科室负责人必须确定工作的目的和目标,为工作人员提供标准和指导。他必须是一个好的领导者,一个肯听取意见和善于计划的人。科室必须有一套明确的规定和程序。明确的规定为决策提供了指导,确定了决策的领域,但并不为管理者提供具体决策依据。因此,规定在决策过程中仅起辅助作用。

在岗位职责中,对工作的设计、内容、方法,每个人的工作与他人工作之间的关系,以及每个人的具体工作和个人的身体状况也应详细描述。附录一为病案科主任的岗位职责举例。

手册中的任何规定不是一成不变的,应注意出现的问题和做必要的修改。病案科室负责人在修改某项规定时,要考虑工作人员是否愿意接受以及怎样使他们接受改变,必要时可安排学习和在职培训,使其能够接受。对改变的要求,应层层向下交代,使工作人员认真听取。病案科室负责人一定要注意改变的效果,要定期改进岗位职责描述。记住:不论什么条件下,工作都要有计划,并切实按计划要求去做。

（四）操作程序

操作程序是为完成一项任务设计的一系列相关步骤。病案科室负责人的责任是设计科室的工作程序,并在科室内提出工作任务的标准。

1. 设计要求

每个操作程序都必须仔细设计,做到高效、省时、省力。

2. 确定操作程序

（1）确定一个操作程序的所有步骤,并用最低的消耗完成这一程序。

（2）确定完成操作程序中各步骤的最佳顺序。

（3）检查操作程序是否在其他操作程序变化时受到影响。

（4）在程序付诸实施之前,对其进行检验,即试用阶段。

程序在应用几周后应进行评估,所有的工作程序应形成书面材料,便于工作人员学习及参照执行,并应定期修订,以去掉不必要的内容,保证操作程序符合设计要求。

（五）规章制度

病案科的规章制度既包含全院及全体员工制定的制度,也包括病案科内部制定的制度,至少应包括:①病案借阅制度;②病案复印制度;③病案表格审核与印刷制度;④建立新病案规定;⑤病案整理及排列顺序规定;⑥合并病案的改号规定;⑦提供出生证明书的有关规定;⑧电子病案管理规定;⑨病案信息网络维护制度;⑩防火安全制度;⑪病案科奖惩规定;⑫病案管理人员守则。

四、其他管理实施方法

(一)开发人才资源

若想成功地开发人才资源,应为工作人员提供可以使他们满意和发展的工作环境,因此,开发人才资源的措施应包括以下几方面:①制定人事规定,向人事部门提出申请。②发布广告,招收新工作人员。③吸收合格的申请人。④为各工作岗位选择最佳人选。⑤使新的工作人员适应单位和科室。⑥培训新工作人员,提高他们的工作能力。⑦定期对工作人员的工作进行评估。评估是发现人才、培养人才的过程,是协调工作岗位的过程。⑧对称职的工作人员给予恰当的报酬,物质奖励与精神奖励相结合。

(二)加强指导

指导,又指领导和人际关系的相互影响。它是引导个人与同行、上级、下属或小组之间愉快地、和谐地相处的过程。因此,病案科室负责人不仅要对工作人员的工作给予正确指导,还应根据他们的工作能力及个性特点,正确引导和改善其人际关系。诸如工作能力的提高、工作条件的改善等,这些都可能成为影响人际关系的因素,病案科室负责人对科室工作人员人际关系的好坏不能视而不见,因为它会影响其工作质量,影响一班人的工作状况和工作效率。

(三)控制好关键环节

控制的一般概念是对事物加以掌握,不使其任意活动或超越范围。这里是确保有效地使用资源并达到单位目标的过程。这一过程是以服务质量为核心的,围绕这一核心需完成以下控制过程。①制定领导者及工作人员的工作标准,这是对领导者及工作人员进行评价的依据,通过评价,提高领导者的管理水平,提高工作人员的素质。②积极工作以提高科室的服务质量,并纠正出现的错误,解决出现的问题。为不断提高服务质量,要注意发现工作中存在的问题,要分析问题的原因,找出证据,讨论解决问题的办法,选择最好的解决问题的途径,并要通过检测,确定问题是否真正被解决了。

可以根据工作标准采用评估的办法发现问题,包括领导评估、患者投诉、工作人员及病案科室负责人的自我评估。服务质量的提高,就是要依靠全体人员的共同努力,不断评估,不断纠正错误,不断解决出现的问题。

(四)及时解决问题

及时解决问题是管理者的一个极为重要的任务,尤其是在特别忙碌的病案科室,必须有成效地、有效率地解决问题,千万不可掉以轻心或忽略不管。解决问题分为以下几个步骤。①确定问题,即发现了什么问题。②区别问题的原因和基本关系,即为什么会产生这些问题。③分析与产生问题原因有关的证据,这一步可能是非常复杂和困难的。④制定选择解决问题的行动方案,发挥行动的作用。即做什么能解决问题,可以提出许多可供选择的行动方案。⑤选择一个具体的解决方法,并制定实施这些方法的明确步骤。⑥评价已经实施的解决方法的结果,即问题是否有效地被解决了。

第二章 医院病案管理工作内容

医院病案管理工作指对病案的回收、整理、鉴定和归档、保管、利用、复印、借阅等,各项工作之间相对独立而又互相联系。其中,病案回收是病案管理工作的第一步,病案利用是最重要的一步。对病案的回收、整理、鉴定和归档、保管、质量控制等各项工作属于基础工作,都为开展病案利用工作服务,并受利用工作的检验。同样,病案利用工作若要取得成效,则有赖于做好各项基础工作。质量控制工作是为了定期检查、监督其他各项工作而设置的,是一种监督手段。统计工作则是一种定量分析措施。

第一节 病案回收

一、病案回收的范围和要求

病案科主要回收住院病案、门诊病案和急诊病案。在病案回收时,要重视回收病案信息的第一个科室,如住院病案回收应重视住院登记处,门(急)诊病案回收应重视门(急)诊科医疗就诊室、挂号室和收费室。同时,回收的病案要求患者的基本信息资料详细、完整,且医疗信息完整、准确和及时。

二、病案回收的内容

(一)住院病案回收的内容

住院病案是从患者到住院登记处办理住院手续开始建立的。住院病案回收的内容如下:患者的基本信息(包括患者的姓名、工作单位、身份证号、家庭地址等资料)、患者的病史信息(包括记录患者的主诉、现病史、既往病史等检查资料)、一般(常规)体格检查和专科(与病情相关的)体格检查信息、病程记录(包括首次病程记录、日常病程记录、手术记录单等)、会诊及医嘱记录、各种知情同意书(包括医生签署的知情同意书和护士签署的知情同意书等)、体温单和护理记录单、特殊检查单(包括 B 超、胸片、CT 等检查报告)和检验单、出院记录或死亡记录、病案的特殊标志(包括药物过敏等)等。住院病案回收的渠道是住院登记处和病房。住院登记处负责收集住院患者的姓名、出生日期、家庭住址等基本信息,并在病案首页的住院患者基本信息栏目中体现;病房是住院患者治疗信息的采集处,主管医师应重视病历资料的完整性、及时性和准确性。《病历书写基本规范》规定,医生应在患者出院24小时内完成出院病历,因此病案管理人员可在每天上午到各病房回收前天所有的出院病案及患者上次住院病案。住院病案及时回收有利于医务人员提升病案书写质量,保证医疗统计数据及时上报和病案数据及时更新,促进病案查询、借阅、复印、翻拍、检查等工作的顺利进行。

(二)门(急)诊病案回收的内容

门(急)诊病案在患者首次到医疗机构门(急)诊就医时即开始建立。门(急)诊病案收集的内容包括患者的个人资料、医疗记录和各种检验单,病案回收渠道是门(急)诊挂号室、收费室和门(急)诊科。门(急)诊挂号室和收费室收集、录入门(急)诊患者的身份证号等基本信息,由医务人员收集和录入患者的就诊医疗信息。门(急)诊病案管理人员在收集门(急)诊病案时,应及时提供上次患者就诊的门(急)诊病案。随着电子病案系统的建立,门(急)诊病案内容将以电子文档形式存档,病案内容可以存储在患者的医保卡或就诊卡中。门(急)诊病案管理人员不需要即时收集纸质门(急)诊病案和提供上次患者就诊的门(急)诊病案,只需通过门(急)诊电子病案系统查询患者上次就诊信息和录入本次就诊信息,大大减轻了门(急)诊病案管理人员的工作量。

三、病案回收中存在的问题及采取的措施

随着医院规模的不断扩大和医学技术的快速发展,病案收集的数量和内容亦逐渐增加,病案收集的要求也不断提高,同时产生了许多新的问题。病案科应针对出现的新问题,采取相应的措施来满足病案收集的要求。

(一)存在的问题

1. 回收范围狭窄

由于病案科人力、物力有限,病案回收范围往往局限于医院住院病案,回收范围相对狭窄,从而影响了病案利用工作的深入开展。

2. 回收材料不全

(1)外单位材料不全。

(2)检查材料不全。

(3)医嘱记录不全。

3. 收集到的材料不准确

(1)书写不规范:病案首页中诊断名称不规范,未按照《国际疾病分类第十一次修订

本（ICD-11）》编码的要求填写疾病诊断，诊断名称出现简写、中英文混写，如有的医生在病案首页上将诊断名称"冠状动脉粥样硬化性心脏病"写成"冠心病"；在病程记录中文字描述不准确，出现错别字、漏字甚至笔误，如"阑"写成"兰"，字迹潦草、无法辨认，标点符号不标准，病案内部排序混乱、页码标注错误等。

（2）前后内容矛盾：在病案中首页填写的内容与病程记录、检查检验单结果不一致；不同医生之间、医生和护士之间、不同护士之间对同一患者的专科情况、既往史、现病史、病情记录前后不连贯，甚至出现矛盾；医嘱记录内容与实际情况严重脱节，如有抢救医嘱而无抢救记录，输血后病案中却无输血单等。

4. 收集材料不及时

（1）归档不及时：根据医院病案收集制度明确规定病案归档时间，如每周二病案科回收上周出院的病案，但部分科室特别是外科系统经常出现迟交病案的情况，造成病案科工作人员不能及时收集出院病案，从而影响病案整个流程的运作；而匆忙上交的病案通常未仔细整理、排序、检查及核对，易造成病案资料重复、遗漏、夹错，导致病案不能真实地反映患者的病情。

（2）病程记录不及时：《病历书写基本规范》明确规定了病案中不同内容的书写时限，但在实际书写中，有的医务人员没有养成随时和按时书写的习惯，未能在规定的时间内完成规定的病案内容的书写，如上级医师查房记录、抢救记录等反映患者临时病情变化的记录不全或未做记录；首次病程记录没有在患者入院 8 小时内完成。一旦患者及其家属对医疗服务不满意而要求复印病案，医院不能及时提供病案中的相关材料，就会引起医疗纠纷。

（3）签名不及时：医院通常采用计算机办公软件将住院病案打印成文，但打印好的病案不具有法律效力，只有医务人员在打印的病案上手工签名后，病案才具有法律效力。但是，由于医务人员习惯在患者出院后集中打印病案，部分医务人员未能及时在病案上手工签名，因此只能依赖到病案科补签名，从而削弱了病案的法律作用。

（二）采取的措施

1. 扩大病案回收范围

随着病案利用者的范围扩大，病案利用的需求内容也发生了很大变化，而扩大病案回收范围是满足病案利用者不同需求的有效途径。根据医院的实际情况，尽可能回收医院所有种类的病案（包括门诊病案、急诊病案和住院病案），一般病案回收范围扩大为住院病案、急诊观察室病案、门诊血透室病案、家庭病房病案、特殊病案（如干部病案等）和纠纷病案六大类。

2.完善病案回收制度,确保病案材料的完整性

随着病案种类和病案数量的逐年增多,原有的病案回收制度已不适应新形势的发展要求,因此应及时完善病案回收制度,形成新的病案回收制度并严格执行,以确保各类病案能及时、全面回收归档。

(1)建立定期和不定期回收相结合的回收制度:采用增加病案回收次数和明确病案工作人员回收范围的措施,具体说来,每周回收2次出院病案和按科室划分病案工作人员的回收范围,以提高病案回收工作的效率。定期回收能及时打印的病案资料(如病案首页、病程记录、护理记录等),不定期回收患者出院后产生的病理报告单、检验单等病案资料和非本院的病案资料(如外院病案资料、患者更名材料、证明资料等)。

(2)建立追踪回收制度:病案工作人员根据病案书写质量标准,认真检查回收的病案,及时发现病案缺项,做好病案缺项的登记工作,并向相关病案书写人员告知缺项内容和上交时限,以便及时将缺项内容补充到病案中。

(3)建立病案联系制度:病案工作人员通过电话、互联网等方式与病房医疗、护理病案质量控制员保持联系,保证回收渠道畅通,并做好医疗记录、护理记录、医技报告单、医保审核表等资料的回收工作,保证病案资料的完整性。

(4)建立主动回收制度:应改变以往病房派专人送交出院病案的被动服务模式,由病案工作人员主动深入临床一线回收病案,以减少出院病案在病房滞留的时间,避免病案材料丢失。

3.严格把关,确保病案材料的真实性

应增强病案工作人员的责任感和法律意识,提高病案工作人员的政治素质和业务素质并将其运用到工作中。病案工作人员应认真检查回收的出院病案,严格审核病案首页、医疗记录、护理记录等内容的完整性、规范性,把好归档病案首页和病案框架质量关。一旦发现涂改、伪造病案,决不姑息,退回到原病房并要求重写;对于首页空项、漏项和记录不全等缺陷病案,应及时通知各病区补全,做到不合格的病案不归档,以确保病案内容的客观性、真实性。

4.加强培训,确保病案材料的准确性

首先,把好病案质量事前控制关。组织新入职医生、进修医生等各级医务人员学习病案书写规范,使他们牢固树立质量意识和法律意识,培养他们良好的书写习惯,以确保病案资料的准确性。其次,把好病案质量事中控制关。以病案书写规范化、证据化为依据,通过科室质量控制员交叉检查的方式,及时发现医务人员在实际病案书写中存在的问题,并提出解决问题的方法,以提高病案书写质量。最后,把好病案质量事后控制关。以医院病案质量检查评分表为标准,检查终末病案质量,对于存在的问题,可在每一季度的病案质量控制会议上提出,以促进病案书写规范化。

5.建立病案奖惩制度,确保病案资料的及时性

通过建立激励为主、奖惩结合的病案奖惩制度,引起医务人员对病案书写的重视,以确保病案及时书写和回收。具体流程如下:首先每个月由病案科随机抽查各科室的病案书写和回收情况,然后在医院办公网上公示检查情况,最后根据检查结果,医院对病案书写及归档及时的科室予以表扬和奖励,反之予以批评和扣除奖金,同时将各科室的病案书写和回收情况与科室考核、个人考核挂钩。医院病案收集制度举例见附录二。

第二节 病案整理

病案整理是指将收集的各方面的医疗信息资料,按照一定的规则有序地编排、整理、装订,且在整理过程中对病案资料的质量进行初步检查。主要检查病案首页内容填写是否完整、病案资料各个组成部分是否齐全,以确保病案资料客观、真实、完整、连贯、准确,使病案能全面、系统地反映患者疾病的发生、发展和诊疗经过,以便病案管理工作中鉴定、利用等后续环节顺利进行。病案整理上承收集工作,可以检查收集工作的质量;下续鉴定和归档工作,为鉴定和归档创造条件,因此是一个重要的中间环节。病案整理的具体内容包括病案的分类、粘贴、排列、装订、编目、归档,其中排列可以分为病案内资料的排列和病案之间的排列两部分。病案编目可以分为病案内资料的编目和编制病案目录两部分。

病案整理的工作流程如下:病案内资料分类→病案内资料排列→病案内资料的编目→病案装订→编制病案目录→病案排列。

首先,需要对病案进行分类。病案通常是按医疗记录、护理记录等资料的来源进行分类的。门(急)诊病案整理的范围是新增的病案记录纸、特殊检查和检验报告单及医疗和护理资料。出院病案整理的范围是病案首页、门诊记录、医疗记录、特殊检查和检验报告单、护理记录、各种证明资料(如各种知情同意书等)、外院病案资料等。

其次,在对病案进行分类后,还要对病案进行排列;病案排列分为病案内资料的排列和病案之间的排列两种情况。病案内资料的排列有按日期、来源和问题排列3种方法。病案内资料按日期排列指出院病案资料按产生日期的先后顺序进行排列;病案内资料按来源排列指将来源相同的资料归类在一起,再分别按时间的先后顺序进行排列;病案内容按问题排列指按患者的问题产生先后顺序排列;在发达国家的教学医院中,通常采用按问题排列的方法。目前,我国病案整理普遍使用按来源排列的方法。一般门(急)诊病案按就诊日期排序,以便医务人员、患者随时利用;出院病案的一般排序是住院病案首页、入院记录(包括一般体检单和专科体检单)、首次病程记录、日常病程记录、术前讨论

记录、手术同意书、麻醉同意书、麻醉术前访视记录、手术安全核查记录、手术风险记录单、手术清点记录、麻醉记录、手术记录、麻醉术后访视记录、术后谈话记录、术后病程记录、出院记录(死亡记录)、死亡病例讨论记录、告知书、授权委托书、输血治疗知情同意书、特殊检查(特殊治疗)同意书、入院72小时谈话记录、诊疗知情同意书、护士签署的知情同意书、会诊记录、病危(重)通知书、病理资料、辅助检查报告单、特殊检查单(包括B超、胸片、CT检查单等)、检验单、体温单、医嘱单、病危(重)患者护理记录、护士健康宣教单等。

再次,在对病案进行分类、排列后,还要对病案进行编目和装订。病案编目分为病案内资料的编目和编制病案目录两种情况。病案内资料的编目是指将病案内资料逐一标注页码,以固定病案内各类资料的排序。病案装订一般采用上装订方式。编制病案目录是编制出院总目录(出院患者总登记本)、死亡患者编目(死亡患者登记本)以及疾病和手术操作分类编目,内容包括出院日期、患者姓名、出院诊断、转归情况等。

最后,在对病案进行装订和编目后,还要进行病案之间的排列。

病案之间的排列是按病案号顺序排列的。病案号即出院病案的住院号,是病案的编号,是病案的唯一标识号码。病案号是为了便于管理病案,采取编码的形式制定的、有一定规律的患者的身份标识号码。分派病案号是对就诊或住院患者所做的第一步工作,在住院登记处采集患者的基本信息时就已开始,是管理住院患者资料最方便、最快捷、最有效的方法。

病案编号系统有系列编号、单一编号和系列单一编号3种系统。①系列编号系统指住院患者每次住院或门诊患者每次就诊就给予一个新的病案号,建立的新病案与以前的旧病案分开存放。这种编号系统会导致患者在医院内有多份病案,无法提供患者完整的诊疗和护理内容。②单一编号系统指每位患者在首次住院或就诊时,只提供一个病案号,以后患者每次住院或就诊时只使用唯一的病案号,在住院或就诊结束后,将患者每次住院或就诊资料一起存放并归档,这为资料的查找、利用提供了方便,是目前较为常用的方法。③系列单一编号是系列编号和单一编号的组合,指将患者上次就诊或住院时的旧病案号并入新病案号,同时在旧病案号的位置上设指引卡,表示病案的最终位置,这种方法既费力,查找病案又费时。

病案编号的类型有直接数字顺序编号、字母–数字编号(字母和数字组合在一起的编号)、关系编号(部分或全部号码在某种意义上与患者有关)、社会安全编号(主要在美国使用)、家庭编号(由家庭号码和家庭成员号码组成)和冠年编号(由年份和数字号码组成)6种类型。直接数字顺序编号是从0开始依次排号。这种编号方法操作简单、便捷,被医院广泛应用,系列编号和单一编号都采用这种编号方法。病案编号的分派有集中分派(由病案科负责分派)和分散分派(由病案科将号码同时发放到各登记处)两种方式。

在分派过程中,住院收费处的工作人员将患者的病案号、姓名、性别、出生日期及其他资料进行登记,整个分派过程由计算机系统自动记录和控制,以保证号码准确发放,避免号码发放遗漏或重复。号码在患者第一次办理入院手续时分派,且由病案科专人负责号码的发放、检查、核对及重号合并的工作。号码分派有手工管理和计算机管理两种方法,因为计算机管理更加方便、准确,所以目前大多数医院采用计算机管理的方法。

病案管理方式有病案集中管理和病案分散管理两种。①病案集中管理有一号集中制、两号集中制、一号分开制和两号分开制。一号集中制指门诊病案和住院病案集中在一个编号内,是病案管理中最简捷的方法;两号集中制指住院病案和门诊病案分别编号,但病案却集中在一种编号内管理,只归档一份病案;一号分开制指门诊病案与住院病案使用同一个病案号,但分别归档;两号分开制指门诊病案与住院病案分别编号、各自存放,但仍存放在病案科内。②病案分散管理指病案分散在血透室等病案科以外的特殊治疗部门。

门(急)诊病案和出院病案的整理是一项技术性极强的工作,而不仅仅是简单地分类、排序、装订,病案管理人员要逐页认真检查患者姓名、病案号和医务人员签字,检查各项记录是否准确、及时、完整,每种疾病的常规检查和必要的特殊检查是否齐全,对不符合粘贴要求的报告应重新粘贴,检查是否有错装病案内容的情况,以确保病案信息齐全、准确、完整,并负责对病案的框架质量作出分析、判断和审核。

医院病案整理制度见附录三。

第三节 病案的鉴定和归档

一、病案鉴定

随着医院规模的不断扩大和现代医学技术的快速发展,出院病案数量显著增加,有限的病案库房不能存贮日益增长的出院病案,病案存贮空间不足已成为病案管理者目前亟须解决的难题。如果对所有病案仍都采用相同的管理模式,那么不仅无法解决病案存贮的问题,而且势必会降低病案工作的效率和管理的质量。而对病案进行鉴定是解决当前病案管理问题的一项有效措施。

病案鉴定指根据一定的标准和方法来评价及预测出院病案的价值,给予病案相应的管理等级,并按级别确定病案的保管方式和保管期限。病案的鉴定是实施病案科学化、系统化管理的新方法。

（一）病案鉴定的意义

1.病案日益增长的存贮需要

现代医学技术的快速发展和医疗水平的显著提高使得医院的医疗业务不断增长,而开放床位数增长和平均住院日缩短以及病案信息内容的不断丰富则使出院病案与日俱增。有限的病案库房无法容纳日益增加的病案,从而严重影响病案管理工作的有效开展。因此,根据病案具有的利用价值的高低,从社会、医院和患者对病案利用的角度出发,对病案进行分级、分类管理,并提供不同的分类、检索方法和不同的保管、利用方式,这样既能解决病案存贮问题,又能确保病案资料的真、全、准,还能保护患者的隐私。

2.病案精练的需要

病案是医院重要的医疗业务档案之一。医院对病案的利用程度、利用数量在所有医院档案利用中居于首位,但是具体到每一份病案,由于其内涵不同、形成过程和形成时间不同,因此病案的利用价值就会显著不同,有些相对大一点,有些相对小一点,有些具有远期价值,有些具有近期价值。通过分级管理将病案去粗取精,向精练转化,从而达到有效利用病案信息资源的目的。

3.病案科学管理的需要

采取病案缩微和数字化翻拍、存储等现代化管理技术手段,可以从根本上解决病案存贮空间不足的问题。但是,病案缩微和数字化翻拍、存储等现代化管理技术需要持续投入大量资金,一般医院难以支撑。因此,对病案采取鉴定的方法不失为一种简便、有效和经济的科学管理方法。

（二）病案鉴定采取的标准

1.价值标准

价值标准是病案鉴定工作的基础。病案价值分为近期价值和远期价值。①近期价值表现为病案对医院的短期价值,具体体现为临床、科研和教学、行政管理、财务、保险、法律等方面的价值。②远期价值是伤残鉴定、医疗纠纷、法律案件、交通事故等方面的使用价值,分为证据性价值和情报性价值两种。对病案价值进行判定,往往需要采用不同的鉴定标准,多方位地审视病案本身,单一鉴定标准往往无法准确判定病案的真正价值。

2.内容标准

内容标准是病案鉴定工作的核心内容。内容标准强调病案内容的重要性、唯一性和时效性。病案记载了患者疾病发生、发展、检查和治愈的过程,这些内容本身的重要程度直接影响着病案的价值。在分析病案内容时,着重分析病案内容的重要程度,如是危重病情,还是一般病情;是特殊病种,还是普通病种;是新的流行病和传染病,还是原来就有的疾病;是有效时间内的,还是失去时效;是科研示范教学病例,还是非科研示范教学病例。

3. 利用标准

利用标准是病案鉴定工作的终极目的,包括病案需求方向、病案需求范围和病案需求时间等内容。病案需求方向指病案利用者需要哪些类型病案或哪些内容病案的趋向性。《医疗事故处理条例》明确规定,患者有复印和复制病案的权利,病案需求范围可扩大到社会、患者和医院三方。需求时期、需求目的、文化程度等因素决定了病案利用者对病案的需求存在很大差异,因此在鉴定病案的取舍和保管期限时,应客观地站在医院、社会和患者总需求的高度,考虑社会、患者和医院对病案的潜在要求和需求趋势。

4. 技术性标准

技术性标准是病案鉴定实际工作中依据的具体标准,主要有病案保管期限表、病案鉴定工作制度等。

病案保管期限表根据《中华人民共和国档案法》和国家档案局《机关文件材料归档范围和文书档案保管期限规定》编制。《机关文件材料归档范围和文书档案保管期限规定》提到的机关文书档案相关规定,是病案科鉴定病案保存价值、确定病案保管期限的依据和标准。

病案鉴定工作制度包含病案鉴定工作的组织机构、参照文件、执行标准等。病案鉴定工作制度可以提高病案鉴定工作的质量,保证病案的鉴定工作在领导的督导下有序进行。首先,成立病案鉴定工作领导小组,督导病案鉴定工作的全过程;其次,根据病案保管期限表鉴定各类病案价值,并将鉴定结果填写入册,做好必要的情况注释;对已经超过保管期、失去保存价值的病案,应编造清册,经上级档案行政主管部门和医院经管领导核批签字后,指定销毁人和监销人负责销毁,并在销毁清册上注明销毁时间、地点及签名认定,然后将清册归档。

(三)病案鉴定实施的方法

根据病案在医疗、科研、教学、医院管理、统计及疾病预防、社区服务、伤残鉴定等方面的作用将病案分为三级,即将保管期限分为永久、30年和10年进行分级管理。在病案的分级管理中,认真执行病案分级管理标准,一般每年整理一次病案,重点加强对有价值病案的管理,解决病案管理中数量和容量之间的矛盾,进而深入开发和挖掘病案的利用价值。

1. 一级病案

一级病案包括:①对人们的健康影响较大的病种(一般前5位)的病案;②反映本院医疗科研阶段性重要进展的重点病例病案,尤其是重点填补院内或省内及国内医疗空白的特殊病案;典型(包括疑难及稀有病例)示范教学病案;涉及重大医疗纠纷及法律纠纷的病案;流行性和突发性传染性疾病(如 SARS,H_7N_9 流感等疾病)病案;名人病案、与历史重大事件相关的病案,如爱心病房(如汶川地震患者)病案;具有远期利用价值的病案,如分娩病案和死亡病案等。具体而言,肿瘤、心脑血管疾病、医疗和工伤事故、政府部门(如公安、司法部门)调查、伤残鉴定等病案都属于一级病案。一级病案是利用价值最高、利用数量最多的病案,是病案鉴定的主要部分,因此要认真做好一级病案的保存工作,既要永久保存病案原件,存放在设施较好的一级库房,按病案号排列,以利于查找和借阅,并做好库房的防火、防潮等保护工作,又要做好病案首页信息录入、存储工作,并将病案缩微、扫描内容、电子病案备份到光盘等存储介质上。

2. 二级病案

二级病案是指常见的、对健康有影响的病案,包括:①新开展的技术、项目病案;②疾病预防控制中心调查的慢病种等病案;③单病种、临床路径管理病案等。二级病案较一级病案管理要求低,但数量占病案管理的绝大多数,是病案分级管理的主要部分,保存方式为长期保存,至少30年,需要另设非活动性病案库房存放。病案首页存储于计算机系统,病案原件采用缩微、扫描处理或经电子病案备份,原件达到30年保存期限后可以销毁。

3. 三级病案

三级病案是指部分常见疾病、对健康影响不大、治疗技术已经成熟、非疾病的病案和具有近期价值的病案。三级病案只需进行数量统计、医疗质量分析、医院工作效率评价和医院各科室工作人员人数及其比例情况统计等工作。一般外伤、人工流产、体格检查、单纯性阑尾炎、经多次化疗或放疗的肿瘤等病案,住院时间短的病案,入院后未经治疗即自动出院、转院及因其他原因而离院的病案都属于三级病案。三级病案的保存方式为短期保存,一般为10年,10年以后可以打捆存放,达到30年可以销毁。

二、病案归档

病案经过鉴定之后,即可进行病案的归档工作。病案归档的目的是能迅速、方便地查询和检索病案。由此可见,病案归档是将病案根据一定的方法系统地按病案号或病案标识号进行排列、上架的过程。病案归档系统是病案归档具体操作或实施的方法。

目前,我国医院有按姓名排列归档、按户口归档、按号码排列归档和按病案号的色标编码归档4种归档系统。

1. 按姓名排列归档系统

指将病案按患者姓名首字的汉语拼音或英文字母的顺序排列,这种方法适用于患者数量很少的医院。

2.按户口归档系统

指将病案按户主居住的门牌号存放在病案架上,病案架按街道(社区)、里弄(胡同)、居民住宅楼做好标志,这种方法适用于社区保健机构。

3.按号码排列归档系统

按号码排列归档有按数字顺序号归档法(按数字自然顺序排列归档)、按尾号归档法(将6位数的病案号分为三部分,号码的中间2个数字称为中间号,最左边的2个数字称为查找号,最右边的2个数字称为尾号,归档时将尾号相同的放在一起,再将中间号相同的挑出来,按查找号顺序大小排列)、按尾号切口病案排列归档法、按中间号归档法和按上架号归档法。一般较大的综合性医院会同时采用按尾号归档法和按数字顺序号归档法。按尾号归档法常用于活动性病案,而按数字顺序号归档法则用于不活动性病案。目前较为方便、使用较多的方法是按上架号归档法。上架号归档法是指给予每份病案一个条形码,条形码由字母与数字组合而成,并按条形码顺序进行排列的一种方法。对于采用一号集中制的病案,不同住院患者给予不同的上架号,病案按上架号进行归档。

4.病案号色标编码

指在病案袋上印刷不同的颜色来辨别病案号码,一般以100份病案为一种颜色。使用色标编码较按尾号或中间号排列归档病案更方便。目前我国医院常采用彩色色标编码法和单色色标编码法对病案进行归档。彩色色标编码法有尾号色标编码法和中间号色标编码法、顺序号色标编码法。尾号色标编码法和中间号色标编码法指在病案夹边缘的不同位置用10种颜色分别表示0~10这10个数字,以一种或两种颜色的色标用于表示尾号归档中的一级号或中间号,或中间号排列归档中的一级号。顺序号色标编码法指将不同的颜色标志固定在病案袋右上角,每1 000个号码更换一种颜色。单色色标编码法指在病案袋右边的不同位置印上黑线,从上至下分为7个档次,每个档次为1 000份病案,当号码发展到第8个1 000时,黑线的位置又返回到第一档次。病案归档工作人员要认真核对号码,防止发生归档错误,并保持病案排放整齐,及时修补破损的病案袋。

第四节 病案保管

病案经过收集、整理、装订、登记、编目和临床科主任审阅签名后,最终上架保管。病案保管工作的好坏,直接影响病案的供应和使用。因此,运用科学的管理方法,合理地规定病案保管期限,并做到病案上架及时,排列有序,整齐清洁,查找方便,完整无缺,防止损坏丢失,最大限度地延长病案寿命,是病案保管的基本任务。

一、病案保管的原则

病案保管的基本原则是以防为主,防止病案的损坏和丢失。病案损坏、丢失的原因是多方面的,主要是保管制度不健全,保管方法不对,房屋设备条件陈旧狭窄,但也有自然损坏的因素,如纸张质地差,病案库房的温度、湿度、有害生物、灰尘、暴风雨等对病案造成的损坏。因此,注意病案库房的温度、湿度,一般温度保持在 14～18 ℃,相对湿度以50%～65%较为适合。同时要有防虫、防鼠、防尘、防火等各种安全防范措施。

二、病案保管的方法

病案保管一定要采用科学的管理方法,如科学的病案排列系统、病案编号系统、病案示踪系统。而且还应当有好的管理制度,如病案借阅规定、防火和防盗措施等。

在病案管理方法中,没有最好的病案管理体系,只要系统、流程合理及适用就是最好的。要保障病案及时回收入库,要能说清病案的去向,要随时保证病案处于可用、可及的状态。病案的保管应视各医院的条件、环境、病案流通量等因素,来决定采用何种管理体系。病案保管的方法可分归档前的保管和归档时的保管。

(一)归档前的保管

患者住院时,由住院处将患者的门诊病案附在住院病案后面,并填写好病人的姓名、性别、出生日期、婚姻状况、职业、入院日期、住址等病案首页上的基本情况后送达病房。患者住院期间的病案由病房护士负责保管,在病房中为了查阅方便及便于增添记录单,多采用对开式病历夹保管的方式。

患者出院后的病案由病案室派人回收,经整理登记后,应按出院时病区或科别分开存放保管,以便临床科室病案讨论、补写病案记录和科主任审阅签名,以及其他需要调阅病案时,可以按照这一保管方法来查取所需病案。当月病案上架时要按病案号的数序进行上架前的预排,这时出院病人病案已由按病房或科别存放改变为按病案号顺序存放。

(二)归档后的保管

病案经过整理装订后,编目登记,即可上架归档。并核对出院患者登记簿,检查有无已出院患者的病案未上架,如有个别病案尚未上架,应查明原因和登记备查。上架时按病案号的顺序排放。排放时要保留一定空隙,以备这一段病案架中尚未出院患者的病案日后归档。一般病案架每格排放 200 份病案较为适中。使用一号集中制的医院,门诊病案和住院病案都集中在门诊部保管;使用二号分开制的医院,门诊病案由挂号室保管,住院病案由病案室保管。

病案保管不是简单的事务性工作,要做到病案保管有条不紊,完好无缺,不丢失损坏,除了要有认真负责的精神和细致的工作作风,还要有健全的保管制度。包括库房要经常保持整齐清洁,不乱堆乱放杂物,架上病案排号准确,下架病案有去向,库房应注意做好防火、防霉、防鼠、防虫蛀等各项措施。对需要归档的病案应及时上架,不让一份病案散放在外。非病案室管理人员,不得进入库房。

三、病案保管时间和保管要求

《医疗机构管理条例实施细则》中对病案保留做了明确规定:医疗机构的门诊病案保存期不得少于 15 年,住院病案保存期不得少于 30 年。国际病案组织联合会(IFHRO)在编写的教程中规定:①法律可强制病案保留 30 年。②有些病案(如新生儿病案、精神患者的病案等)必须保留更长时间。

病案可区分为活动性与不活动性,并分别给予对待和保存。具体做法如下:首先确定活动性病案在病案架上的保存时间,保存时间根据各医院病案的使用频率和储存空间决定。活动性病案放到第一病案库,超过保存时间的病案将其作为非活动性病案放到第二病案库,如这期间患者又来就诊,其病案就被看作是"复活的"病案,并将病案重新放到活动性病案架上。确定活动性病案和不活动性病案须经过院领导与病案委员会、病案管理人员、临床医务人员共同讨论决定。病案库房建造坚持适用、经济、美观原则,要做到防火、防水与防潮、防尘、防虫、防光、恒温、恒湿、防有害微生物,一般病案库房温度标准为 14～24℃,相对湿度为 45%～60%。此外,还应做好缩微胶片和光盘病案的保护工作,定期检查胶片和光盘,避免光照,保持恒温和恒湿,且光盘要远离磁场。门(急)诊病案的保管与住院病案保管的要求一致,一方面确保病案实体完好无损;另一方面要妥善保管病案信息资料,防止泄露或窃取。

第五节　病案利用

一、病案利用的目的

病案是医院重要的信息资源之一,病案管理工作的最终目的是病案信息的开发利用。病案信息资源的利用是指病案科根据医院、社会和患者的需求,将病案科的病案信息通过查找、筛选、加工、编辑等手段变为动态信息,并通过一定方法传播给利用者并被利用者接受的过程。病案利用工作的目的是最大限度地满足社会、医院和患者的病案信息需求,主体是病案工作人员,病案利用的客体是医务人员、医院管理人员、公安部门、司法部门、医疗保险机构、疾病预防控制中心、患者及家属等。病案利用的范围是门诊病案、急诊病案和住院病案。病案利用的载体有纸质、电子(采用数据库形式)、缩微胶片、硬盘、光盘等。因而,病案信息资源有原始性、分散性等特点,病案工作人员只有通过姓名、疾病、住院号等多种检索工具,才能准确、及时地提供病案利用者所需的病案信息。

二、病案利用的途径和方式

病案利用的途径是指病案科满足病案利用者需求的基本工作形式。病案利用的途径按开发利用工作的对象区分为提供病案原件、提供病案复印件和提供病案信息加工品(如基础数字汇集、专题概要等)3 种;按开发利用工作的渠道区分为病案网上查询、病案室查阅和病案展览(院内)3 种。病案网上查询改变了病案利用工作的途径,医务人员只要通过住院电子病案系统就可以查找到住院患者的资料,无须到病案科查阅病案,这既为医务人员查阅病案提供了便利,也可以减少病案人员的工作量,同时可以提高病案工作的效率。

病案信息资源利用的方式指病案科为满足病案利用者的需求而采取的各种具体方法。病案利用的方式主要有病案查询、检索、借阅、复印、证明、咨询等。

三、病案利用的内容和手段

病案利用的工作流程包括病案的查找、登记、运送、回收、整理、粘贴、检查、检验和归档。病案利用的内容主要有挂号信息、患者首页信息、患者检查信息、患者用药信息、患者费用信息等。利用挂号信息可以分析预测医院门诊量和专科门诊量的趋势,分析门诊专家的出诊规律,研究门诊疾病谱;利用患者用药信息可以预测医院药品需求,监测抗生素使用情况,分析专科用药情况;利用病案首页信息可以研究住院患者的基本结构、疾病谱、手术分级、医疗质量和效率;利用患者费用信息可以分析医院经营状况、医保费用、单病种费用等。病案利用的手段有医院数据挖掘、计算机技术、统计软件等。医院数据挖掘的流程包括定义问题、数据准备、设计模型、数据分析、结果解释及结果应用。

四、病案利用工作的要求

(一)病案本单位利用的要求

在病案利用中,除医院临床、科研、教学、医院管理需要可以借出病案科外,病案复印、查询、借阅等一律在病案科内办理;在病案借阅中,由专人负责病案借阅工作并严格执行借阅制度,借出的病案严格按照规章制度办理借阅手续,限制一次借阅数量,借阅较大数量需经病案科主任同意,然后预约并分批办理借阅手续;在病案供应和归还中,做好病案利用登记、计算机自动示踪系统(包括病案借阅登记、追踪和病案科出院登记、库房管理、中转工作站登记、病案催还等病案内部流通功能)、病案归档导卡等病案追踪措施和归还病案登记工作,确保病案供应、归还的及时性和准确性。

（二）病案社会化利用的要求

随着医疗信息公开制度的实施和人们法律及维权意识的增强,病案社会化利用的数量日益增多。因此,在提供病案服务时,病案管理人员不但要做到检索病案动作快、抽取病案准确、服务态度好,而且要重视病案利用的安全工作,切实保护医院利益和医师的知识产权、患者的个人隐私,使病案合法、合理、合情地为医患纠纷、伤残鉴定、保险理赔、出生证明、患者了解疾病等提供最权威的原始凭证。同时,为了方便社会查询和复印病案,还可以专门增设病案接待室和门诊病案复印窗口,体现以患者为中心的服务理念。

第六节　病案的复印

2002年9月1日《医疗事故处理条例》正式实施,首次对病案资料复印问题给予了明确的规定,患者及家属有权复印病案中与医疗有关的客观内容,但不包括有关病情讨论的主观内容。《医疗机构病历管理规定》对复印程序和内容进行了一些约定,对病案复印的管理工作具有重要的指导意义,并以此制定以下管理规定。

一、可复印病案内容

患者有权复印或者复制病案的内容包括:①门(急)诊病历。②住院病历或入院记录。③体温单。④医嘱单。⑤化验单(检验报告)。⑥医学影像检查资料。⑦特殊检查同意书。⑧手术同意书。⑨手术及麻醉记录单。⑩病理资料。⑪护理记录。⑫出院记录。

发生医疗事故争议时,死亡病例讨论记录、疑难病例讨论记录、上级医师查房记录、会诊记录、病程记录应当在医患双方在场的情况下封存和启封。封存的病历资料可以是复印件,由医疗机构保管。

二、复印病案收费标准

复印收费标准由省、自治区、直辖市人民政府价格主管部门会同同级卫生行政部门规定。复印收费内容包括复印纸张、病案调用、拆装费用、复印机及人工成本等。

三、可申请复印病案人员机构

可接受下列人员或机构复印或者复制病案的申请:①患者本人或其代理人。②死亡患者近亲属或其代理人。③保险机构。④职称评定机构。

四、病案复印申请人的资格条件

申请人为患者本人的,应当提供其有效身份证明。

申请人为患者代理人的,应当提供患者及其代理人的有效身份证明、申请人与患者代理关系的法定证明材料。

申请人为死亡患者近亲属的,应当提供患者死亡证明及其近亲属的有效身份证明、申请人是死亡患者近亲属的法定证明材料。

申请人为死亡患者近亲属代理人的,应当提供患者死亡证明、死亡患者近亲属及其代理人的有效身份证明、死亡患者与其近亲属关系的法定证明材料、申请人与死亡患者近亲属代理关系的法定证明材料。

申请人为保险机构的,应当提供保险合同复印件、承办人员的有效身份证明,患者本人或者其代理人同意的法定证明材料;患者死亡的,应当提供保险合同复印件、承办人员的有效身份证明、死亡患者近亲属或者其代理人同意的法定证明材料。合同或者法律另有规定的除外。

公安、司法机关因办理案件,需要查阅、复印或复制病历资料的,医疗机构应当在公安、司法机关出具采集证据的法定证明及执行公务人员的有效身份证明后予以协助。

职称评定需要复印病历的,需由医院人事部门出具复印申请材料,根据申请材料要求复印病历,复印后由病案复印人员统一送交人事部门并签收,不得交由个人保存,复印内容不受限制,待职称评定结束后退回病案复印室,集中统一销毁。在职称评定过程中,病历需由专人负责保管,不得从事职称评定以外的任何用途,不得对复印件再行复印(复制)。

五、复印(复制)病案的管理

复印(复制)病案包括申请审批、病案调用、复印、登记等过程。二级以上医院病案室要有复印室,由专人(专职或兼职)负责复印或复制病案。

医疗机构受理复印或复制病历资料后,由医务科(处)核实是否符合复印或复制申请人条件,核准复印内容,并在审批单上加盖医务科(处)公章,审批人签名。

病案复印管理人员接受申请后,核对申请人的相关材料、复印内容、病案等是否相符,核对后对申请对象性质、申请内容、申请日期、病案号进行登记。

复印(复制)过程,应在申请人在场的情况下复印(复制),经双方核对无误后由申请人签收,所复印或复制件加盖医院病案复印专用章。

复印(复制)结束后,需在病案中留下申请人、复印内容、复印日期的记录,以便下次复印(复制)核查。

医疗机构受理复印或者复制病历资料申请后,应当在规定时限内完成,并加盖复印专用章。

复印专用章格式内容如下:

×××医院

病案复印专用章

病案复印申请表格式见附录四。

第七节 病案的控制与借阅

一、病案控制系统

为保证病案供应的及时性、准确性,应当对病案采取有效的控制措施。措施包括手工填写的示踪卡、计算机示踪系统,以及为保证病案高效、准确地检索及归档的病案号色标编码、病案归档导卡等,这一系列控制病案的方式,统称为病案控制系统。随着信息系统的发展以及现代化数字设备的应用,病案示踪系统的手段和工作结构也将随之产生了日新月异的变化。

(一)病案控制的原则

病案工作人员对所有的病案归档操作及其使用必须加以控制,不论什么原因,凡是从已归档病案架中取出的病案,必须要有追踪记录。病案离架取走后,必须有记录,如示踪卡或计算机的示踪系统。病案示踪系统的最终目的是为医疗活动和社会实践提供病案信息,保证病案信息的完整性、准确性和安全性。掌握每份病案的流动情况是病案信息管理人员重要的职能。

医院或诊所的工作人员使用病案后,必须保证病案完好无损地送回病案科,使用者如果没有事先和病案科联系,并及时改变示踪卡上病案的去向等信息,则不得将病案送到任何其他地方或转给他人,当使用病案的人发生变化时应重新办理借用手续。如果病案丢失,使用者应负责找回,病案的使用者对病案的安全应负有责任。

（二）病案控制的规则

在病案控制系统中建立有效的病案控制规则，是衡量病案科管理水平的一个标志，它可以约束使用者，起到帮助管理者对病案管理人员工作的监督和指导作用。

（三）病案控制的制度

病案控制制度是要求所有病案管理人员共同遵守的规程或行为准则。根据病案管理规则及控制病案的原则，各医院及诊所的病案科必须制定出适用于本单位的合理的病案使用制度、病案借阅制度、病案复印制度等。

医院的病案委员会应制定有关使用、借阅病案的制度，基本内容应包括除为患者医疗使用外，病案不得从病案科取出；凡是送到诊室或病房的病案必须进行示踪，示踪卡上应显示患者的姓名、病案号、科别、时间、借用医师姓名或病房等有关资料。

每天工作结束时，将所有病案从诊室收回，出院患者的病案应在患者出院后 24 小时内从病房收回。

如有可能，用于科研及其他方面的病案应在病案科查阅，病案科应尽可能地为使用者提供方便，以保证使用者及时、容易地拿到病案。

病案被病房、门（急）诊科室使用期间，病房、门（急）诊科室的护士对病案负管理之责。病案科应建立一定的工作程序，并且使其工作人员能遵循这一程序，保证对进出病案科的病案进行全面控制，不但要重视病案在借出病案科以外的登记和追踪，还要重视记录病案在病案科内部流通的交接信息。并不只是病案管理人员需要保证病案的安全，参与病案流通使用的人员也必须建立病案安全的意识，肩负起病案管理的责任，防止病案丢失。

（四）病案控制的方式和方法

有效的控制方式和准确的控制方法是完善病案控制系统的最主要的也是最后的一环，是病案控制的原则、规则和制度的具体体现与实施。

1. 病案控制方式

病案控制方式包括病案使用登记本、手工填写示踪卡、电脑自动示踪系统，病案号的色标编码、病案归档导卡等。

2. 病案控制方法

病案控制方法是示踪系统中的具体操作步骤。病案示踪系统记录了病案由产生到使用再到最终封存或销毁的整个活动历程，其结构和流程也是围绕病案的建立、整理、编目、质控、保管和使用进行设计。示踪系统设计是为了帮助病案管理员进行借阅登记，快速地查询和定位病案所在的位置，为临床、教学和科研任务提供便捷、优质的服务。发展到今天，计算机示踪系统所承载的任务已经远远超出这一内涵，还包括出院登记、库房管理、中转工作站登记、病案催还等与病案流通相关的功能模块。工作人员应了解计算机示踪系统中各个模块的功能和应用,以及病案流通的主要途径。

目前病案的用途主要有患者门诊就医使用、住院治疗使用、科研和教学、医疗保险、社会保险、医疗纠纷、复印等,除了门诊和住院医疗使用病案以外,其他方式使用病案都需要到窗口办理相应借阅手续,暂且把他们统一归为科研和其他,于是可以得到以下的病案使用流程图(图2-1)。

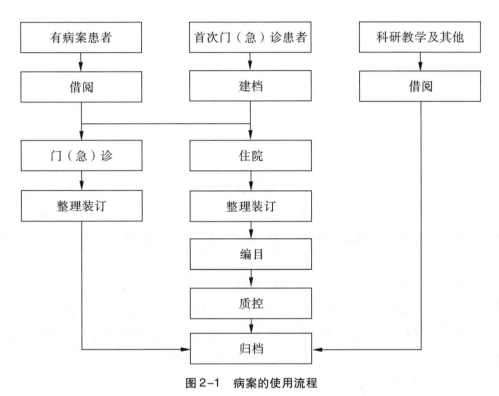

图2-1 病案的使用流程

(1)权限的控制:病案示踪系统是一个控制病案的管理系统,每一环节的操作都直接影响病案实体的流通状态,影响病案管理人员对病案去向的判断,因此保证示踪系统信息的准确性是保证系统与病案实体流通状态同步的关键,建立完整和安全的权限管理至关重要。

1)工作站的权限控制:工作站是一个逻辑上的病案服务台,病案借出病案科后每经过一个工作站,都需要进行交接确认,便于病案管理者随时掌握病案的流动状态,根据病案在工作站间的交接日志,判断病案的流通进程。

2)用户的权限管理:用户权限的设置,一方面是为了限制未经授权的用户非法使用示踪系统;另一方面可以通过权限的设置很好地进行业务分工,使每个岗位能各司其职,避免越权和越界的操作产生。

（2）病案需求信息的获取：一般来说，病案科提供专门的服务窗口，凡到窗口即时办理的业务，不需要申请，按规定办理借阅手续即可。而对于门诊就诊和住院治疗使用的病案，病案科依据相应的业务协议主动提供病案服务。因此，在患者挂号和办理住院手续后，病案示踪系统可快速、准确地从 HIS 中获取信息，为临床及时提供病案服务。

事实上，通过信息系统传递的需求种类很多，不限于门诊就诊和住院治疗，还有预约的科研病案、工作站提交的需求等，对这些需求的处理也非常重要。不同的需求提供病案的途径也有所区别，因此示踪系统必须自动将需求进行分类，并按照既定的规则顺序打印病案申请单。申请单应该在显著位置上列出病案号和姓名，方便查找人员核对病案，并明确打出使用单位的信息和具体地址。如果示踪系统应用在一家拥有多个病案库房的医院，那么相应的申请应该分别投递到病案所在的库房。除此之外，对申请单进行初步的筛选和过滤也是非常必要的环节，例如，多科挂号警告、退号退院警告、病案借出警告等，这样可以第一时间为病案查找人员提供一个大概的查找方向，减少无效劳动的产生。

（3）病案借阅登记：病案一旦离开病案架，从库房中取出，为了避免发生丢失，便于随时追踪病案去向，必须进行详细准确的借阅登记，包括借阅的原因、使用单位、使用人、出库时间、操作人员以及使用期限等。对于科研和其他借用，可直接与使用人交接，定期催还即可。

（4）工作站交接登记：工作站是病案流通过程中经过的病案服务台，也可能是病案最终送达的护士站和分诊台，负责病案的中转，可以与病案科和其他工作站进行直接沟通，处理与病案输送有关的突发事件。正常情况下病案从库房借出到使用完毕回收的流程：病案库房总服务台↔工作站 A↔……↔工作站 X↔使用单位。

工作站应该提供以下操作。

1）发送确认、回收确认：用于记录经过工作站的标记点，一般用于发送或回收时目标明确且不需要病案停留的确认操作。

2）收到确认：主要应用于病案送达目标单位时的确认操作或者由于某种原因病案需要在工作站保存一段时间，例如出院病案在病案整理、编目、质控操作间滞留时应使用此种操作。另外也适用于预约病案的暂时保存、科研病案保留待用以及阅览室阅览等。

3）转科操作：转科操作适用于多个科室使用同一册病案时的情况，例如，同一患者在多个门诊科室就诊，病案需要在首诊科室用完后转去第二就诊科室使用。

4）转站操作：可用于病案在工作站间的传递。

5）病案使用申请：病案申请是一种通知库房调取病案的需求信息，该信息会在库房终端机上显示并打印出来（参见病案需求信息的获取），同时也为病案出库时自动填写使用部门提供信息支持（参见病案借阅登记）。

（5）病案的回收

1）门诊病案的回收：患者门诊就诊时使用的病案，就诊结束，使用完毕的病案由各科分诊护士集中存放在分诊台指定地点，病案回收员定时回收。回收病案要逐一进行回收确认，全天就诊结束后，末端工作站工作人员要打印出当日未回收病案的催还单，并根据催还单上列出的病案号码到相应科室的分诊台回收剩余的病案。

2）住院病案的回收：患者住院期间病案要一直保存在相应的病房，直到患者办理出院手续，完成本次住院治疗为止。病案由负责住院病案整理的专人回收，每天早上从HIS系统中接收上一工作日出院病案信息，并打印出出院病案回收核对表格，病案回收人员再依照表格上注明的信息到病房回收病案。收回的病案由整理室进行收回登记，经整理、装订，送交编目室、质控室、随诊室等，各个工作站之间交接传递时一定要进行确认登记。最终一册资料完整和质量合格的病案才会流回病案库房，等待专人入库上架。

3）科研和其他使用病案的回收：凡是由使用者到病案服务窗口借阅的病案，在使用完成后必须由使用者本人交回病案窗口。对于借出病案科使用的病案，在接近归还期限之前，系统会自动提醒病案管理者及时催还，并根据需要打印出病案催还单，必要时采用电子邮件和短信通知。

（6）病案的入库登记：各个环节回收的病案最终会回到病案库房的综合服务台，上架前要对所有病案进行入库登记，登记内容包括入库人、入库时间、工作站、库房等信息。按规定的顺序排放统一并归档上架。

（7）病案的示踪查询：病案的示踪查询实际是示踪系统数据的一个综合展现，它可以把病案的历次使用记录、住院信息以及变更记录整合在同一个界面中，让我们可以随时掌握病案的活动轨迹和当前动向。它的核心功能就是病案的快速定位，无论病案是处在流通环节当中还是保存在库房之内，都可以准确反映病案的当前状态。特别是出现病案丢失情况的时候，示踪查询更是帮助我们分析和解决问题的得力工具。

（8）病案的统计分析：病案的整体使用情况真实地反映了病案科的运行现状，对病案示踪系统的数据进行科学的挖掘和分析，可以帮助病案管理决策部门发现存在的问题，并以此为据制定管理模式、分配医疗资源、改善服务流程、提高服务质量。

1）逾期不归病案的统计：逾期不归病案用于统计使用部门拖欠病案的情况，统计结果一方面可以用于督促相关部门及时归还病案和办理续借手续，另一方面也可作为医院绩效考核和职称晋升的参考依据。

2）入出库情况统计：对入库、出库和工作站流量的统计可以帮助管理者了解各个岗位的工作量，是定岗定编和计算岗位津贴系数的重要依据。

3）病案借阅情况统计：对不同时期病案借阅情况进行分析，掌握全院、科室及个人借阅病案的情况和特点，以便制定有针对性地服务方案，合理安排服务资源。

4）住院病案回收情况统计：住院病案回收情况的统计可以反映住院医师的病案完成情况，同时也可以反映病案整理员的工作情况，监督住院病案的回收质量。

5）病案库存情况：对病案库存情况进行分析，可以及时了解病案的膨胀进度，根据病案的活动情况，定期转移活动度较低以及不活动的病案到备份库房，有助于合理安排库房空间。

（9）字典维护：一个完善的病案示踪系统需要庞大的数据字典支撑，任何一个字典中的数据不准确，都会影响整个系统的稳定运行，因此字典的维护工作相当重要，不但要指定专人进行维护，而且要及时与相关系统保持沟通和同步，制订周密的维护计划。科别字典和医师字典涉及的应用范围广泛，最好与 HIS 系统有统一的维护方案。示踪系统内部字典可以单独维护，如病案类别字典、病案使用类别字典和库房等。

二、病案借阅的控制

做好病案借阅的控制是为了达到病案管理的目的，使之能更好地、及时准确地为各方面使用者提供所需要的病案信息，充分体现病案的价值及其信息的实际效益。病案管理最基本的也是最重要的工作之一，就是对病案实施有效的控制，切实掌握每份病案的流动情况。

（一）病案借阅的控制方式

如病案需借出病案科使用或病案科内无阅览条件，在病案离开病案科前，必须办理借阅病案的手续，便于病案管理人员掌握和控制病案的流动情况。

控制借阅病案的方式主要有：①病案借调登记本。②计算机自动示踪系统。③示踪卡。示踪卡通常放于病案所在病案架的原位置或按一定要求集中存放。在任何情况下取用病案，没有示踪卡就不得将病案取走，这是控制病案的最重要的原则。

（二）病案借阅的控制方法

病案找出后，借用人必须在示踪卡或登记簿上填写各项内容，签署本人姓名。要求字迹清楚、易于辨认。病案管理人员要逐一核对。

填写好的示踪卡可放于病案所在病案架的原位，或集中按病案号顺序排列于卡片盒内。

病案归还后撤出示踪卡或在登记簿注销。检查归还病案的情况，然后归档上架。

对示踪系统定期检查，督促借用人按期归还借阅的病案。

（三）病案借阅计算机自动示踪系统

随着现代化信息技术的发展，许多传统的病案管理方法已被现代技术取代，计算机病案示踪系统是利用信息技术的发展、条形码技术的成熟应用，将条形码自动识别技术应用到病案管理过程中的回收、整理、入库、归档、上架、下架、借(调)阅、归还的业务环节中,提高了数据采集和信息处理的速度,保证了运行环节中的准确率,为医院管理者提供翔实、准确、及时的基础数据。该系统建立在条形码技术的基础上,能够准确地对病案进行借出、追踪、归档管理,提供病案去向信息,掌握病案的流向和使用情况,掌握科研病案及再次入院病案的使用情况。使病案示踪系统更快速、简捷、准确地控制病案的流通使用。

操作方法:①每份借出病案科使用的病案,必须将有关信息输入计算机,如果使用了条形码技术,对准条形码扫描必要的信息可自动录入,注意录入借用人的姓名和录入人的标记。②病案归还后扫描条形码便可消除示踪系统中借阅病案的信息。③定期检查借阅病案的情况,督促借用人按期归还借阅的病案。

三、病案借调(阅)的管理

无论采取何种借调(阅)的方式,均应由病案科专人负责管理。

负责借调(阅)病案的工作人员,应按有关规章制度严格办理借调(阅)手续,并限制一次使用病案的数量,较大量的借调(阅)病案可采取分批供应的办法。

借调(阅)病案的手续,对本院内或院外人员应有区别,便于管理。

示踪卡应按要求存档,定期检查,及时做好归还病案的注销工作。使用自动示踪系统应及时做好有关数据的处理。

四、病案摘阅的管理

病案的摘阅管理是为病案的使用者提供阅览及摘录有关资料的工作,或进行部分资料的复印。借助于科技手段,目前在病案科做病案摘要的工作几乎被复印所替代,复印更能够保持资料原样,避免摘录的错误。做好这项工作不仅可以为患者在其他医院就医时提供参考资料,以满足患者在其他医院的医疗需求,亦可为司法等部门提供处理案件的依据。做好病案的摘阅工作可以大大减少病案的流动,同时又能充分发挥病案的作用,提高其资料信息的使用价值。

(一)病案可供摘阅的范围

病案可供摘阅的范围:①科研方面使用病案及医师撰写论文等。②患者需到其他医疗部门就医的病情摘要。③医疗行政部门对病案的质量检查、医疗情况的调查等。④社会方面的使用,如司法部门、律师事务所、社会福利、医疗保险和其他保险等部门及使用公费医疗的事业单位。

病案科应由专人负责病案的摘阅工作,注意及时提供,并随时将使用完毕的病案归档。病情摘要一般应由指定人员完成,或由经治医师或其他临床医师根据医疗需要摘写。如需将病案送至临床科室去完成,必须做好登记及示踪工作。

(二)病案摘阅的制度

凡属摘阅范围使用的病案,一律在病案科内使用,不得携出科室外。

院内医务人员阅览病案时应穿工作服或持借阅证,不准带包进入病案科及阅览室。

外单位摘阅病案者,必须持单位正式介绍信,并经医务处、病案科主任批准后方予以接待。需抄写摘要者,经主管人员审阅后盖章有效。

凡到病案科使用病案者,应自觉遵守病案科各项管理规定,不得私自拿取病案。

使用者应对病案的完整、整洁和安全负责,不得私自拆卸、涂改、撕毁、玷污病案,违者应接受批评教育或处罚以及连带的法律责任。

五、病案的其他控制方法

保证任何时候都能得到病案是至关重要的。病案管理人员在浩如烟海的病案中要能够迅速、准确找到需要的病案,除了精于专业理论和技术外,还必须借助各种方式、方法。病案归档和检索方法的掌握和运用,是及时检索到所需病案的保证。以病案的编号管理而论,在传统的管理工作中,创造了系列编号、中间位编号、尾数编号的管理方法。为了便于检索病案,避免归档排架的差错,又采用号码的颜色标记,有效地控制了病案的归档差错,使病案管理工作日臻完善。其中病案的尾号加颜色标记的归档方法即为成功之例。

除了通过病案号码颜色和排列帮助检索外,病案导卡也是一个重要的控制方法。导卡形状是在卡片的上边或侧面一块突出的作为书写病案起止号的表头。在其突出的部位标有某一区域内的病案号,通过其指示使病案的归档及检索变得更容易、更迅速。另外当病案需要倒架挪动时,导卡可根据需要随之移动,起到指引病案位置的作用。

导卡的数量:导卡数量的需求取决于该部分归档病案的厚度及归档的方法。确定导卡的数量可用下列公式计算:

$$导卡的总数 = 病案的总数/两导卡之间的病案数$$

导卡的质量:导卡应选用韧性很强的材料制作,且最好使用不同于病案的颜色做导卡,使其醒目,在整个归档区域能清楚地看到。

第三章　病案质量管理

第一节　病案质量管理概述

病案质量管理是指导和控制与病案质量有关的活动。根据质量管理理论,病案质量管理包括确定病案质量方针与质量目标,提出各类相关人员对病案质量的职责,开展病案质量策划与质量控制,制定质量保证和持续病案质量改进方案等环节。

一、病案质量方针的制定

病案质量方针应当根据医院的实际情况,由病案委员会提出,经医院领导认可。病案的质量方针可以是长期的,也可以是阶段性的。当医院认为自身存在病案书写格式问题时,可能会提出"消灭丙级病案"的质量方针。当病案在医疗、科研、教学的支持方面出问题时,可能会强调"注重病案内涵"的质量方针,而当各方面都达到一定水平时,可能会提出"争取国内一流病案质量"的质量方针。不同的质量方针将是病案质量发展方向或定位,也为医院病案质量目标提供框架,即病案质量目标可以根据这个框架来设立。病案质量方针也将作为病历书写者的行为准则。

病案质量方针和质量目标不仅应与医院对病案质量发展方向相一致,而且应能体现患者及其他病案用户的需求和期望。病案质量方针的制定可以模糊一些,但目标必须具体,必须是可测量的、可分层的、可实现的。假设某医院提出病案合格率、良好率和优秀率的质量目标时,应根据医院的实际情况,分析存在不合格病案的发生率、发生科室、发生原因,继而引导出质量目标。如手术科室由于工作压力大、医疗风险大、医疗纠纷多,因此在质量目标定位上,在某一个阶段中可能会低于其他非手术科室。质量目标的制定通常要高于医院的日常水准,这样才会有努力的方向。在制定质量目标时,一定要注意一些不切实际的情况。例如,不能将病案定位为"法律文书"。因为如果是法律文书,就需要极为严谨的逻辑描述,滴水不漏。而实际上,病历记录最好是医师思维过程的提炼、简化和真实的反映。不同的医师对疾病的认识不同,因此也可以有不同的诊疗意见。这也是医疗行业高风险的客观原因。

二、病案书写质量的主要人员职责

医疗工作是群体性参与,病案质量也是群体的综合质量反映。对于不同人员应有不同的职责。医院领导,医院病案委员负有制定方针、目标的责任,医师、护士、医技人员负有写好病案的责任。凡参与病案书写的人员都应当遵循《病历书写基本规范》的要求,注意完成记录的时限要求,保证书写的整洁性、可辨识性、真实性及合法性。

涉及病案书写质量的主要人员职责如下。

（一）正（副）主任医师

关注住院医师、实习医师的培养,参加查房,同时对病案书写质量进行评估、监控。

（二）主治医师

主治医师负责病房的日常管理工作,组织会诊、查房及检查住院病历,检查重点为以下几点。

1. 病案的完整性检查

保证每一项记录内容都收集到,包括病案首页、入院记录、病程记录、手术记录、出院记录、各类检查化验报告等。

2. 病案的合法性检查

确保各项记录的医师签字,特别是知情同意书的签字。

3. 病案的内涵性检查

保证病案记录能够反映医师对疾病的观察与诊疗过程,反映临床思维过程,反映各级医师查房的意见。

完成出院病案最后的审查及签名。

（三）住院医师

负责病案的日常记录,包括上级医师的查房记录、会诊申请及各项医嘱记录等。同时负责各种化验、检查报告的回收与粘贴。

（四）护士

负责危重患者的护理病历记录、日常医嘱执行记录、体温(血压、脉搏、呼吸)记录等。当医师完成所有记录之后,应交由护士管理,最终转交病案人员。

病案质量控制的目标就是确保病案的书写内容质量及格式能够满足医疗、科研、教学、医疗付费、医院管理及法律法规等各方面所提出的质量要求,符合《病历书写基本规范》,是对其适用性、可靠性、安全性、逻辑性、合法性等内容的监控。质量控制的范围涉及病案形成全过程的各个环节,如医疗表格设计过程、病案内容采集过程、病案书写过程等。

第二节　病案质量管理的任务

病案质量管理是医院质量管理的重要内容,其主要任务是制定管理目标、建立质量标准、完善各项规章制度、进行全员病案质量教育、建立指标体系和评估系统、定期总结、反馈。病案质量管理任务的实施对于提高医院的医疗水平和服务水平有着重要的意义。

一、制定病案质量管理目标和质量标准

根据病案工作的性质和规律,制定病案质量管理总体目标,结合每个岗位和每个工作环节制定岗位目标。加强质量意识,充分调动各级医务人员的积极性,有的放矢地为预期达到的方向和目标努力。在此基础上,建立健全病案质量管理体系和安全有效的医疗管理机制,以保障质量目标的实现。推进病案工作向规范化、制度化发展,以保证和巩固基础医疗和护理质量,保证医疗服务的安全性和有效性。

二、完善各项规章制度

完善的管理制度,是确保病案质量控制工作持续、规律开展的根本。因此,要根据医疗、科研、教学需要,要以国家卫生法律法规为依据,结合病案工作的实际,制定和完善一系列病案管理制度和各级人员岗位责任制。按病案形成的流程,把各项工作规范到位;按规章制度,把质量管理落实到位,使各级医务人员责、权、利明确,各项工作更加科学、规范。

三、进行全员病案质量教育

为了增强医务人员的质量意识,有组织、有计划、有系统地对参与病案质量管理的医疗、护理、技术人员进行质量管理相关理论和专业知识的教育和培训。加强医务人员参与质量管理的积极性、主动性和创造性,明确每个工作人员对病案质量所负的责任和义务。注重病案形成全过程的环节质量,自觉地遵守职业道德,各尽其责,使病案整体质量不断提高。

四、建立指标体系和评估系统

病案质量监控主要是建立指标体系和评估系统,通过评估,检查医院的病案是否达到设定的标准,从而促进病案质量控制更加科学、不断完善。病案质量监控不仅能够了解各级医务人员履行各自的职责情况,还能够对质量目标、各项标准和制度进行监测与评价,不断发现问题,随时对其进行修改,使质量体系更加完善。

五、定期总结、反馈

按照不同时期,对病案质量管理实施过程中取得的成绩和出现的问题进行总结、反馈,定期评价工作结果。通过对比分析,找出差距,嘉奖鼓励取得的成绩,对存在的问题进行客观分析,总结提高。有利于不断确立新的病案质量管理目标,促进病案质量管理良性循环,保证病案质量控制的效果。

第三节 病案书写质量管理

病案书写质量反映了医院的医疗质量与管理质量,是医院的重点管理工作。病案书写质量监控是全过程的即时监控与管理,以便及时纠正在诊疗过程中影响患者安全和医疗质量的因素,促进医疗持续改进,为公众提供安全可靠的医疗服务。

一、病案书写质量管理的目的

(一)医疗安全的目的

以患者安全为出发点,对诊疗过程中涉及落实医疗安全核心制度的内容进行重点监控,包括首诊负责制度、三级医师查房制度、分级护理制度、疑难病例讨论制度、会诊制度、危重患者抢救制度、术前讨论制度、死亡病例讨论制度、查对制度、病案书写基本规范与管理制度、交接班制度、技术准入制度等,这些是医疗质量管理的关键环节,在病案中能够真实地体现实施过程。

(二)法律证据的目的

以法律法规为原则,依法规范医务人员的诊疗行为。如医师行医资质;新技术准入制度;各种特殊检查、治疗、手术知情同意书签署情况及其他需与患者或家属沟通履行告知义务的文件;输血及血制品使用的指征;植入人工器官的管理;毒、麻、精神等药品使用及管理制度等。医院可以通过病案记录,对以上法规的执行情况进行监控和管理。

（三）医学伦理学的目的

重视在病案书写中贯穿的医学伦理特点,科学、严谨、规范地书写各项记录有利于规范医疗行为,保护患者安全。医疗中的许多判定往往是医疗技术判断和伦理判断的结合。具体的病案书写可以体现医师伦理道德。如在病史采集过程中,临床医师全面和真实地收集与疾病相关的资料,了解病史及疾病演变过程并详细记载;病情分析记录反映了医师周密的逻辑思维,体现了医疗过程的严谨和规范;治疗中坚持整体优化的原则,选择疗效最优、康复最快、痛苦最小、风险最小、副损伤最小、最经济方便的医疗方案;知情同意书中对患者权利的尊重等,这些都是医学伦理的具体实践,是医学伦理对临床医师的基本要求,也是病案质量监控不可忽视的内容。

（四）医师培养的目的

病案真实地记录了医师的临床思维过程。通过病案书写对疾病现象进行综合分析、判断推理,由此认识疾病、判断鉴别、作出决策。如现病史的书写过程能够培养医师的整理归纳能力和综合分析能力;诊断和鉴别诊断的书写过程能够培养医师的逻辑思维方法,以及对疾病规律的认识,有助于更客观、更科学的临床决策,提高医疗水平。

二、病案书写质量管理的内容

病案书写质量管理的范围包括住院病历、门诊病历和的急诊留观病历书写质量。应按照国家卫生健康委员会《病历书写基本规范》对病案书写的客观、真实、准确、及时、完整、规范等方面进行监控。

（一）住院病案质量管理内容

住院病案的重点监控内容包括住院病案首页、入院记录、病程记录、各项特殊检查及特殊治疗的知情同意书、医嘱单、各种检查报告单和出院记录、死亡记录、死亡讨论等。

1. 住院病案首页

住院病案首页在患者出院前完成,要求各项内容填写准确、完整、规范,不得有空项或填写不全。病案首页填写各项内容与病案内容相符合。重点是出院诊断中主要诊断选择的正确性和其他诊断的完整性。

2. 入院记录

入院记录应当于患者入院后 24 小时内完成,质量监控内容包括以下几点。

（1）主诉:主诉所述症状（或体征）重点突出、简明扼要。具体部位及时间要准确,能反映出疾病的本质。当有多个症状时,要选择与本次疾病联系最密切的主要症状。

（2）现病史:现病史内容要求全面、完整、系统。要科学、客观、准确地采集病史;能够反映本次疾病发生、演变、诊疗过程;重点突出,思路清晰。考察书写病历的医师对病史的了解程度和对该疾病的诊断、鉴别诊断的临床思路。

(3)既往史、个人史、月经史、生育史、家族史:既往史、个人史、月经史、生育史、家族史简明记录,不要遗漏与患者发病有关联的重要病史及家族史。

(4)体格检查:体格检查的准确性,阳性体征及有鉴别意义的阴性体征是否遗漏。

3. 病程记录

病程记录按照《病历书写基本规范》的要求完成各项记录。

(1)首次病程记录:首次病程记录即患者入院后的第一次病程记录,病例特点应对主诉及主要的症状、体征及辅助检查结果高度概括,突出特点。提出最可能的诊断、鉴别诊断及根据,要写出疾病的具体特点及鉴别要点,为证实诊断和鉴别诊断还应进行哪些检查及理由。诊疗计划要具体,并体现最优化和个体化治疗方案,各项检查、治疗要有针对性。

(2)日常的病程记录:日常的病程记录应简要记录患者病情及诊疗过程,病情变化时应及时记录病情演变的过程,并有分析、判断、处理及结果;重要的治疗应做详细记录,对治疗中改变的药物、治疗方式进行说明。及时记录辅助检查异常(或正常)结果、分析及处理措施。抢救记录应及时记录患者的病情变化情况、抢救时间及措施,参加抢救的医师姓名、上级医师指导意见及患者家属对抢救、治疗的态度和意愿。出院前一天的病程记录,内容包括患者病情变化及上级医师是否同意出院的意见。

(3)上级医师查房记录:上级医师查房记录中的首次查房记录要求上级医师核实下级医师有无补充书写的病史,体征有无新发现;陈述诊断依据和鉴别诊断,提出下一步诊疗计划和具体医嘱;三级医院的查房内容除要求解决疑难问题外,应有教学意识并体现出当前国内外医学发展的新水平。疑难或危重病例应有科主任或主任医师(副主任医师)的查房记录,要记录具体发表意见医师的姓名、专业技术职称及意见,不能笼统地记录全体意见。

(4)会诊记录:会诊记录中申请会诊记录应包括患者病情及诊疗经过,申请会诊理由和目的;会诊记录的意见应具体,针对申请会诊科室要求解决的问题提出诊疗建议,达到会诊目的。

(5)围手术期相关记录:相关记录主要有以下内容。①术前小结:重点是术前病情,手术治疗的理由,具体手术指征,拟实施手术名称和方式、拟实施麻醉方式,术中、术后可能出现的情况及对策。②术前讨论记录:对术前准备情况、手术指征应具体、有针对性,能够体现最佳治疗方案;在场的各级医师充分发表的意见;对术中可能出现的意外有防范措施。新开展的手术及大型手术须由科主任或授权的上级医师签名确认。③麻醉记录及麻醉访视记录:麻醉记录重点监控患者生命体征、麻醉前用药、术前诊断、术中诊断、麻醉方式、麻醉期间用药及处理、手术起止时间、麻醉医师签名等信息是否记录准确,与手术记录相符合。术前麻醉访视记录重点是麻醉前风险评估、拟实施的麻醉方式、麻醉适应证及麻醉前需要注意的问题、术前麻醉医嘱等。术后麻醉访视记录重点是术后麻醉恢复情况、生命体征及特殊情况如气管插管等记录。④手术记录:应在术后24小时内完成,除一般项目外,术前诊断、术中诊断、术中发现、手术名称、术者及助手姓名应逐一填写。详细记录手术时体位、皮肤消毒、铺无菌巾的方法、切口部位、名称及长度、手术步骤;重点记录病变部位及大小、术中病情变化和处理、麻醉种类和反应、术后给予的治疗措施及切除标本送检情况等。⑤手术安全核查记录:对重点核查项目进行监控,有患者身份、手术部位、手术方式、麻醉和手术风险、手术物品的清点、输血品种和输血量的核对记录。有手术医师、麻醉医师和巡回护士的核对、确认和签名。

4. 知情同意书

知情同意书在进行特殊检查、治疗、各类手术(操作)前,应向患者或家属告知该项手术或检查、治疗的风险、替代医疗方案,须签署知情同意书;在患者诊治过程中医师需向患者或家属具体明确地交代患者的病情、诊治情况、是否使用自费药物等事项,并详细记录,同时记录他们对治疗的意愿。如自动出院、放弃治疗者须有患者或家属签字。各项知情同意书必须有患者或家属及有关医生的签名。

5. 检查报告单

检查报告单应与医嘱、病程相符合。输血前应有乙肝五项、转氨酶、丙肝抗体、梅毒抗体、人类免疫缺陷病毒检查,报告单内容齐全,粘贴整齐、排列规范、标记清楚。

6. 医嘱单

医嘱单内容应当准确、清楚,每项医嘱应当只包含一个内容,并注明下达时间,应当具体到分钟。打印的医嘱单须有医师签名。

7. 出院记录

出院记录应当在患者出院前完成。对患者住院期间的症状、体征及治疗效果等,对遗有伤口、引流或固定的石膏等详细记录。出院医嘱中,继续服用的药物要写清楚药名、剂量、用法等。出院后复查时间及注意事项要有明确记录。

8. 死亡记录

住院患者抢救无效而死亡者,应当在患者死亡后24小时内完成死亡记录。重点监控内容是住院时情况、诊疗经过、病情转危原因及过程、抢救经过、死亡时间、死亡原因和最后诊断。

9. 死亡讨论

死亡讨论于患者死亡后1周内完成,由科主任或副主任医师以上职称的医师主持,对死亡原因进行分析和讨论。

（二）门诊病历质量管理内容

一般项目填写完整，每页门诊病案记录纸必须有就诊日期、患者姓名、科别和病案号。主诉要求准确、重点突出、简明扼要。初诊病史采集准确、完整，与主诉相符，并有鉴别诊断的内容。复诊病史描述治疗后自觉症状的变化，治疗效果。对于不能确诊的病例，应有鉴别诊断的内容。既往史应重点记录与本病诊断相关的既往史及药物过敏史。查体记录具体、确切；确诊及时、正确；处理措施及时、得当；检查、治疗有针对性。注意维护患者的权利（如知情权、隐私权等）。

（三）急诊留观病历质量管理内容

急诊留诊观察病历包括初诊病历记录[门（急）诊就诊记录]、留诊观察首次病程记录、病程记录、化验结果评估和出院记录等内容。留诊观察首次病程记录内容包括病例特点、诊断、鉴别诊断、一般处理和病情交代。病程记录每24小时不得少于两次，急、危、重症随时记录；交接班、转科、转院均应有病程记录。须有患者就诊时间和离开观察室时间，并记录去向。化验结果评估须对检查结果进行分析。出科记录简明记录患者来院时情况、诊疗过程及离开时病情。

三、临床路径实施中的病案质量管理

临床路径（CP）是由医生、护士及相关人员组成一组成员，共同对某一特定的诊断或手术作出最适当的有顺序性和时间性的照顾计划，使患者从入院到出院的诊疗按计划进行，从而避免康复的延迟并减少资源的浪费，是一种以循证医学证据和指南为指导来开展治疗的方法。临床路径的实施，可以有效地规范医疗行为，保证医疗资源合理及有效使用。在临床路径具体执行中，病案的质量监控是不可忽视的，通过病案记录可以监控临床路径的执行内容和流程，分析变异因素，有效论证临床路径实施方案的科学性、规范性和可操作性，使临床路径的方案不断完善。根据临床路径制定方案（医师版表单）所设立的内容，遵循疾病诊疗指南对住院病案质量进行重点监控。

（一）进入路径标准

患者是以疾病的诊断、分型和治疗方案为依据进入相应的路径。是否符合入径标准，可以通过入院记录中现病史对主要症状、体征的描述，体格检查中所记录的体征，辅助检查的结果是否支持该病种的诊断，上级医师查房对病情的评估等几个方面进行评价。

（二）治疗方案及治疗时间

根据病程记录，以日为单位的各种医疗活动多学科记录，观察治疗方法、手术术式、疾病的治疗进度、完成各项检查及治疗项目的时间、流程,判断治疗措施是否及时性、抗生素的使用是否规范。

（三）出院标准及治疗效果

检查患者出院前的病程记录和出院记录,根据患者出院前症状、体征及各项检查、化验结果,判断诊疗指南制定的评价指标及临床路径表单（医师版）制定的出院标准是否合理。

（四）变异因素

对于出现变异而退出路径的病历,应进行重点分析。确定是不是变异,引起变异的原因,同一变异的发生率是多少等。

（五）患者安全

在执行临床路径中,患者安全也是病案质量监控的主要目的。治疗过程中其治疗方式对患者是否产生危害,路径的选择对患者是不是最优化的治疗,避免盲目追求入径指标而侵害了患者的利益。

四、病案质量的四级管理

（一）一级管理

由科主任、病案委员、主治医师组成一级病案质量监控小组,对住院医师的病案质量进行监控。指导、督促住院医师按标准完成每一份住院病案,是病区主治医师重要的、必须履行的日常工作之一。要做到经常性的自查、自控本科室或本病房的病案质量,不断增强各级医师病案质量意识和责任心。科主任或病区主任医师（副主任医师）应检查、审核主治医师对住院医师病案质量控制的结果。病案一级质量监控小组是病案质量源头和环节管理最根本、最重要的组织。如果工作人员素质不高,质量意识差,是造不出合格的或优质产品的。所以,病案质量管控最根本的是科室一级病案质量监控。

（二）二级管理

医务部是医疗行政管理的主要部门,由他们组成二级病案质量监控小组,每个月应定期和不定期、定量或不定量地抽检各病区和门诊各科病案。还应参加各病房教学查房,观察主任查房,参加病房重大抢救,疑难病例讨论,新开展的风险手术术前讨论,特殊的检查操作,有医疗缺陷、纠纷、事故及死亡的病案讨论。结合病案书写情况,严格要求和督促各级医师重视医疗质量,认真写好病案,管理好病案,真正发挥医务部门对二级病案质量的监控作用。

（三）三级管理

医院病案三级质量监控小组负责每天检查已出院病案。病案质量监控医师应对每份出院病案进行认真严格的质量检查,定期将检查结果向有关领导及医疗行政管理部门汇报,并向相关科室和个人反馈检查结果。病案科质量监控医师承担的是日常质量监控工作,是全面的病案质量监控工作。由于每个人都有自己的专业限定,因此病案科医师在质量监控工作中要经常与临床医师沟通,并经常参加业务学习和培训,坚持临床工作,提高业务水平和知识更新。

（四）四级管理

病案质量管理委员会是病案质量管理的最高权威组织,主任委员和副主任委员应定期或不定期、定量或不定量、普查与抽查全院各科病案,审查和评估各科的病案质量,特别是内涵质量。检查可以侧重重大抢救病案、疑难病案、死亡病案、手术后 10 天之内死亡病案或有缺陷、纠纷、差错、事故的病案,从中吸取教训,总结经验,提高内涵质量。可采取各种方法,最少每个季度应活动一次,每年举办一次病案展览。如有不合格病案或反复书写病案不合格的医师,应采取措施,进行病案书写的基本功训练。发挥病案质量管理委员会指导作用,不断提高病案的内涵质量。

第四节　病案全过程质量管理

病案科工作质量的管理应当有目标、有专人、有记录。病案科的岗位设置可多达数十个,每一个岗位都应当有质量目标。下面列举几个重要项目。

一、病案号管理要求

病案的建重率是一所医院病案管理水平的重要衡量标准,保证患者一人一份病案是必要的,有利于医疗的延续性,统计的准确性。严格控制病案号的分派,杜绝患者重建病案或病案号重复发放,及时合并发现的重号病案是病案管理的重要环节。

二、入院登记工作质量要求

认真准确做好入院登记工作,坚持核对制度,准确书写或计算机输入患者姓名、身份证明资料和病案号,正确率应为100%。登记患者姓名索引卡时应避免一个患者重复建索引卡或一个患者有多个病案号。再次住院患者信息变化时切忌将原信息资料涂掉。保证各项数据的真实、可靠、完整和安全。及时、准确提供查询病案号服务,保证提供病案号的正确率为100%。录入计算机的数据应保证其安全性和长期可读性。

三、出院整理、装订工作质量要求

出院病案按时、完整地收回和签收,依排列程序整理,其24小时回收率为100%。保证各项病案资料的完整及连续。出院病案排序正确率≥98%。出院病案装订正确率为100%。分科登记及时、准确。

四、编码工作质量要求

编码员应有国际疾病分类技能认证证书,熟练掌握国际疾病分类和手术操作分类方法,并对住院病案首页中的各项诊断逐一编码。疾病分类的编码正确率≥95%;手术操作编码正确率≥95%。负责疾病诊断检索工作,做到及时、准确。

五、归档工作质量要求

坚持核对制度,防止归档错误。保持病案排放整齐,保持松紧适度,防止病案袋或病案纸张破损。病案归档正确率为100%。各项化验报告检查单正确粘贴率为100%。

六、供应工作质量要求

严格遵守病案借阅制度,及时、准确地提供病案,维护患者知情权、隐私权。必须建立示踪系统,借出病案科的病案应按时限收回。

七、病案示踪系统质量要求

准确、及时、完整地进行病案的出入库登记,准确显示每份病案的动态位置。记录使用病案者的姓名、单位和联系电话及用途。

八、病案复印工作质量要求

复印手续及复印制度符合《医疗事故处理条例》的要求,复印件字迹清晰。复印记录有登记备案,注意保护患者隐私。

九、医疗统计工作质量要求

按时完成医疗行政部门管理要求的报表,利用计算机可以完成主要医疗指标的临时报表。每年出版医院统计报表及分析报告。每天向院长及相关职能部门上报统计日报表。出入院报表24小时回收率为100%;病案统计工作计算机应用率为100%;各类医学统计报表准确率为100%;统计人员必须有统计员上岗证。

十、门诊病案工作主要监控指标

门诊病案在架率(或者可以说明去向)为100%;门诊病案传送时间≤30分钟;送出错误率≤0.3%;当日回收率95%(因故不能回收的病案应能知道去向);门诊化验检查报告24小时内粘贴率为99%(医师写错号、错名且不能当即查明的应限制在≤1%);门诊化验检查报告粘贴准确率为100%;门诊病案出、入库登记错误率≤0.3%;门诊病案借阅归还率为100%;门诊患者姓名索引准确率(建立、归档、入机)为100%;挂号准确率≥99%;挂号信息(挂号证)传出时间≤10分钟。

第五节 病案质量管理的方法

一、全面质量管理

全面质量管理(total quality management,TQM)是把组织管理、数理统计、全程追踪和运用同现代科学技术方法有机结合起来的一种系统管理。全面质量管理就是对质量形成的全部门、全员和全过程进行有效的系统管理。

(一)全面质量管理的指导思想

全面质量管理有一系列科学观点指导质量管理活动,其指导思想是"质量第一,用户至上""一切以预防为主""用数据说话""按PDCA循环办事"。

1. 质量第一,用户至上

用户至上也就是强调以用户为中心,为用户服务的思想。其所指的用户是广义的,包括产品、服务的直接受用者和企业内部,下一工序是上一工序的用户。全面质量管理的指导思想也体现在对质量的追求,要求全体员工,尤其是领导层要有强烈的质量意识,并付之于质量形成的全过程。其产品质量与服务质量必须满足用户的要求,质量的评价则以用户的满意程度为标准。它既体现质量管理的全面性、科学性,也体现质量管理的预防性和服务性。

2. 一切以预防为主

强调事先控制,是在质量管理中,重视产品设计,在设计上加以改进,将质量隐患消除在产品形成过程的早期阶段,同时对产品质量信息及时反馈并认真处理。

3.用数据说话

用数据说话所体现的是在全面质量管理过程中需要科学的工作作风。对于质量的评价要运用科学的统计方法进行分析,对于影响产品质量的各种因素,系统地收集有关资料,经过分析处理后,得出正确的定性结论,并准确地找出影响产品质量的主要因素。最终,实现对产品质量的控制。

4.按 PDCA 循环办事

全面质量管理的工作程序,遵循计划阶段(plan)、执行阶段(do)、检查阶段(check)和处理阶段(action),顺序展开,简称 PDCA 循环。在保证质量的基础上,按 PDCA 循环模式进行持续改进,是全面质量管理的精髓。通过不断循环上升,使整体质量管理水平不断提高。

（二）全面质量管理的基本方法——PDCA 循环法

PDCA 循环最早由美国戴明博士所倡导,故又称"戴明环",是全面质量工作的基本程序。共分为 4 个阶段,8 个步骤。

1.第一阶段

计划阶段(plan)。在制订计划前应认真分析现状,找出存在的质量问题并分析产生质量问题的各种原因或影响因素,从中找出影响质量的主要因素,制订有针对性的计划。此阶段分为四个步骤。①步骤一:分析现状找出问题。②步骤二:找出造成问题的原因。③步骤三:找出其中的主要原因。④步骤四:针对主要原因,制订计划与措施。

2.第二阶段

执行阶段(do)。按预定计划和措施具体实施。此阶段为步骤五,即按计划与措施执行。

3.第三阶段

检查阶段(check)。把实际工作结果与预期目标进行对比,检查在执行过程中的落实情况。此阶段为步骤六,检查计划执行情况。

4.第四阶段

处理阶段(action)。在此阶段,将执行检查的效果进行标准化处理,完善制度条例,以便巩固。在此循环中出现的特殊情况或问题,将在下一个管理计划中完善。此阶段分为两个步骤。①步骤七:步骤七是巩固措施,对检查结果按标准处理,制定制度条例,以便巩固。②步骤八:步骤八是对不能做标准化处理的遗留问题,转入下一轮循环;或做标准化动态更新处理。

这 4 个阶段循环不停地进行下去,称为 PDCA 循环。质量计划工作运用 PDCA 循环法(计划—执行—检查—处理),即计划工作要经过 4 个阶段为一次循环,然后再向高一步循环,使质量步步提高。

(三)全面质量管理在病案质量管理中的应用

在病案质量管理中,PDCA循环法已经得到广泛应用,取得了良好的效果。

1. 第一阶段

实施病案质量管理首先要制定病案质量管理计划。第一步要进行普遍的调查,认真分析现状,找出当前病案质量管理中存在的问题,包括共性问题和个性问题;第二步分析产生这些质量问题的各种原因或影响因素;第三步从中找出影响病案质量的主要因素;第四步针对主要原因,制订有针对性的计划和措施。计划是一种目标和策略,计划包括长期计划和短期计划。长期计划,可以是3年、5年;短期计划为月、季度或年计划。病案质量管理计划包括病案质量管理制度、病案质量管理流程、病案质量管理标准、病案质量管理岗位职责等。

2. 第二阶段

按预定的病案质量管理计划和措施具体实施。此阶段分为两个步骤:第一要建立病案质量控制组织,健全四级质量控制组织,明确各级质量控制组织的分工和职责。第二要进行教育和培训。对全体医务人员进行质量意识的培训,强化医务人员执行计划的自觉性,是提高病案质量以及保证患者安全的有效措施。

3. 第三阶段

把实际工作结果与预期目标对比,检查在执行过程中的落实情况是否达到预期目标。在病案质量监控中,注重对各个环节的质量控制。如在围手术期的病案检查时,要在患者实施手术前,对术前小结、术前讨论、术前评估及术前与患者或家属的告知谈话记录等内容进行质量控制,确保病案的及时性、准确性和规范性。

4. 第四阶段

病案质量管理工作应定期进行总结,将检查的效果进行标准化处理。此阶段分为两个步骤:第一步是对检查结果按标准处理,分析主要存在的缺陷和原因。明确哪些是符合标准的,哪些没有达到质量标准,并分析没有达标的原因和影响程度。分析哪些是普遍问题,哪些是特殊问题,是人为因素还是系统问题等。第二步是反馈,定期组织召开质量分析例会,将总结的结果及时反馈到相关科室和临床医师中去,使临床医师及时了解实施效果,采取改进措施,并为今后工作提出可行性意见。如果是标准的问题或是流程的问题,可以及时修改,以利于下个循环持续改进。

(四)病案质量的全过程管理

病案质量管理在执行PDCA循环中重要的是全员参与全过程的管理。包括制定计划、目标、标准;在检查阶段,尽量有临床医师的参与,了解检查的目的、检查过程、检查结果;在总结阶段要求全员参加,共同发现问题,找出解决问题的方法,不断分析改进,达到提高质量的目的。

全面质量管理要注重环节质量控制,使出现的问题得以及时纠正,尤其是在病案书写的全过程中的各个环节,加强质量控制可以及时弥补出现的缺陷和漏洞,对于患者安全和规范化管理,起到促进作用。

二、六西格玛管理

西格玛原为希腊字母 σ,又称为 sigma。其含义为"标准偏差",用于度量变异。六西格玛表示某一观察数据距离均数的距离为 6 倍的标准差。意为"6 倍标准差"。六西格玛模式的含义并不简单地是指上述这些内容,而是一整套系统的理论和实践方法。

六西格玛管理于 20 世纪 80 年代中期,由美国的摩托罗拉公司开始推行并获得成功,后来由联合信号公司和通用电气公司(GE)实施六西格玛取得巨大成就而受到世界瞩目。中国企业于 21 世纪初最早引入六西格玛管理。随着六西格玛管理在全国的推进以及一些企业成功实施的示范作用,越来越多的国内企业或组织开始借鉴该模式。目前,六西格玛管理思想在我国医疗机构中得到广泛关注,一些医院在病案质量管理中学习该模式,收到很好的效果。

(一)六西格玛的管理理念

1. 以患者为关注焦点的病案质量管理原则

以患者为关注焦点的病案质量管理原则,不但是六西格玛管理的基本原则,也是现代管理理论和实践的基本原则。以患者为中心,是医疗工作的重点,在病案质量管理过程中,应充分体现出来。如在确立治疗方案时,应充分了解患者的需求和期望,选择对患者最有利、伤害最小、治疗效果最好的方案,还要在病案中详细记录这一过程;出院记录中应详细记录患者住院期间的治疗方法和疗效,以便患者出院后进一步治疗和康复。

2. 流程管理

流程管理是病案质量管理中的重中之重。六西格玛管理方法的核心是改善组织流程的效果和效率,利用六西格玛优化流程的优势,应用量化的方法,分析流程中影响质量的因素,分清主次,将重点放在对患者、对医院影响最大的问题上,找出最关键的因素加以改进。在寻找改进机会的时候,既不要强调面面俱到,也不能只从单个部门的利益出发,必须用系统思维的方法,优先处理影响病案质量的关键问题,不断改善和优化病案质量管理流程。

3. 依据数据决策

用数据说话是六西格玛管理理念的突出特点,在病案质量管理中,通过对病案书写缺陷项目的评价,总结出具体的数据,根据数据做出正确的统计推断,提示哪些缺陷是关键的质量问题,直接影响到患者安全和医疗质量,是需要改进的重点。数据帮助我们准确地找到病案质量问题的根本原因,是改进流程的依据。

4. 全员参与

病案质量管理不是某个医师某个科室或某个部门的工作,其整个流程可涉及医院的大部分科室和多个岗位,因此需要强调团队的合作精神,营造一种和谐、团结的氛围。其中必须有领导的重视,临床医师、护士认真完成每一项操作后认真书写记录,医疗技术科室医师及时完成各项检验报告,病案首页中的各项信息,如患者的一般信息、费用、住院数据等需要相关工作人员如实填写及各级质量控制医师的严格审核。这个流程中的每个人都是质量的执行者和质量的控制者,重视发挥每个人的积极性,在全过程中每个人对所承担的环节质量负责,推进改革。

5. 持续改进

流程管理不是一步到位的,需要不断地进行循环和发展,病案书写质量管理过程的科学化和流程管理效果的系统评价需要不断探索,不断提高。病案书写质量需要通过不断进行流程改进,达到"零缺陷"的目标。

(二)管理模式

六西格玛管理模式是系统地解决问题的方法和工具。它主要包含一个流程改进模式,即 DMAIC[定义(define)—统计(measure)—分析(analyse)—改进(improve)—控制(control)]模式,在病案质量管理中采用这 5 个步骤,可以促进病案质量的每一个环节不断分析改进,达到提高质量的目的。

1. 定义阶段

根据定义,设计数据收集表,根据病历书写内容,设计若干项目,如住院病案首页、入院记录、病程记录、围手术期记录(可分为麻醉访视记录、术前小结、术前讨论、手术记录)、各类知情同意书、上级医师查房记录、会诊记录、出院记录等项目。其中任何一项书写不规范或有质量问题为缺陷点。根据某时间段的病案书写检查情况,找出质量关键点,即对病案质量影响最大的问题,确定改进目标。

2. 统计阶段

根据定义,统计收集表,总结发生缺陷的病案例数和每项内容的缺陷次数及各科室、每位医师出现缺陷病案的频率和项目,并进行统计处理。

3. 分析阶段

利用统计学工具,对本次质量检查的各个项目进行分析,将结果向相关科室和医师进行反馈。同时,组织相关人员讨论、分析,确定主要存在的问题,找出出现频率最多和对流程影响最大、对患者危害最重的问题,出现缺陷的原因和影响因素、影响程度等,以利于下一步的改进。

4.改进阶段

改进是病案质量管理中最关键的步骤,也是六西格玛的核心管理方法。改进工作也需要全员的参与,尤其是对出现缺陷较多的环节参与改进、分析,找出避免缺陷的改进方法,采取有效措施,提高病案质量。

5.控制阶段

改进措施提出后,需要发挥各级病案质量管理组织的职责,根据病案质量监控标准,进行质量控制,使改进措施落到实处。主要是一级质量管理,即科室的自查自控作用,使医师在书写病案时就保证病案的质量,做到质量控制始于流程的源头。

三、零缺陷管理

零缺陷管理由著名质量专家 Philip B. Crosby 于 1961 年提出。他指出,零缺陷是质量绩效的唯一标准。其管理思想内涵是"第一次就把事情做好",强调事前预防和过程控制。零缺陷管理的工作哲学的 4 个基本原则是"质量的定义就是符合要求,而不是好""产生质量的系统是预防,而不是检验""工作标准必须是零缺陷,而不是差不多就好""质量是以不符合要求的代价来衡量,而不是指数"。树立以顾客为中心的企业宗旨,零缺陷为核心的企业质量环境。

(一)零缺陷病案质量管理的原则

零缺陷作为一种新兴的管理模式,首先用于制造业,逐渐受到更多的管理层的关注,被多个领域所借鉴引用。在我国多家医疗机构用于医疗服务质量的控制和管理。病案质量管理是医疗质量的重要组成部分,零缺陷管理模式是病案质量管理的目标,是促进病案管理先进性和科学性的有效途径。

将"质量的定义就是符合要求,而不是好"的原则应用于病案质量管理中,是"以人为本"的体现,要求病案质量形成的各个环节的医务人员以"患者为中心",以保证患者安全为目标规范医疗行为,认真书写病案,使医疗质量符合要求。实施病案质量各个环节的全过程控制,从建立病案、收集患者信息开始,加强缺陷管理,使病案形成的每一个基础环节,都要符合质量要求,而不是"差不多"。各环节、各元素都要向零缺陷目标努力。

(二)零缺陷病案质量管理的核心

病案质量管理要强化预防意识,"一次就把事情做好",而不是通过病案完成后的检查发现缺陷、修改病案来保证质量。要求医务人员从一开始就本着严肃认真的态度,把工作做得准确无误,不应将人力、物力耗费在修改、返工和填补漏项等方面。病案质量管理在医疗质量管理中占有重要的作用,病案质量已经成为医院管理的重点和难点。20 世纪 50 年代以来,病案质量管理是将重点放在终末质量监控上,将大量的医疗资源耗费在检查病案、修改病案、补充病案方面,质量管理是被动的和落后的。利用先进的管理模式替代传统的质量控制模式势在必行。实行零缺陷管理方法,病案质量产生的每个环节,每个层面必须建立事先防范和事中修正措施保证差错不延续,并提前消除。病案质量管理中实施的手术安全核查制度,由手术医师、麻醉医师和巡回护士三方在麻醉实施前、手术开始前和患者离开手术室前,共同对患者身份、手术部位、手术方式、麻醉和手术风险、手术使用物品清点等内容进行核对、记录并签字。这项措施有利于保证患者安全,降低手术风险的发生率。

(三)病案质量标准与"零缺陷"原则

零缺陷管理的内涵是,通过对生产各环节、各层面的全过程管理,保证各环节、各层面、各要素的缺陷等于"零"。因此,需要在每个环节、每个层面必须建立管理制度和规范,按规定程序实施管理,并将责任落实到位,彻底消除失控的漏洞。病案质量管理要按照零缺陷的管理原则建立质量管理体系,以"工作标准必须是零缺陷,而不是差不多就好"为前提。制定可行性强的病历书写规范、病案质量管理标准、质量管理流程、各岗位职责等制度,加大质量控制的有效力度。在病案质量控制中要引导医务人员注重书写质量与标准的符合,而不是合格率。强化全员、全过程的质量意识,使医务人员知晓所执行的内容、标准、范围和完成时限,增强工作的主动性和责任感,改变忽视质量的态度,建立良好的质量环境。

第四章 病案信息化管理

随着社会的不断发展和医学的快速进步,病案信息化管理也得到了迅速发展,成为医院现代化管理的重要组成部分之一。病案信息化管理包括病案信息管理设备科学化、病案信息管理方法现代化和病案信息管理人员专业化3个方面。

病案信息管理设备的科学化指在从病案信息采集、存储到传递及服务整个流程中应用一系列先进、科学的设备,以保证病案信息化管理的开展。病案信息采集采用 PDA 技术、听写输入系统、条形码技术和医疗 IC 卡;病案信息存储采用缩微技术、光盘存储技术;病案信息传递采用人工的轨道式物流系统和计算机网络系统;病案信息服务是通过患者就诊卡、门(急)诊电子病案系统和病案管理系统的综合查询等,为医院临床、医技科室和患者提供病案检索、病案复印、病案打印等便捷的服务;病案信息数据挖掘是通过数据仓库技术、联机分析处理技术和数据挖掘等现代化技术,对病案信息进行整理、分析、挖掘和预测,对病案信息进行医院统计数据和诊疗质量统计分析,预测医学的发展趋势,为领导管理提供依据。

随着计算机、缩微、扫描仪、复印机等现代化设备和电子病案、病案无纸化管理、病案数字化管理等信息化管理方法在病案管理中的应用,以及用户的需求朝着多层次、多样化的方向发展,对病案管理人员的专业水平和素质提出了新要求,病案管理人员不仅需要熟练掌握精湛、全面的专业知识,而且需要掌握相关的医学、统计学、管理学、计算机等方面的知识;不仅需要有爱岗敬业、乐于奉献的精神,而且需要有创新的精神,使病案管理人员具备多专业的复合知识结构,成为"一专多能"复合型的病案管理人才。提高病案管理人员的专业水平和素质的方法主要有重视病案管理人员的继续教育,建立和完善病案管理人员继续教育制度,组织各医院病案科间交流,定期组织科室业务骨干到省级和全国医院病案科进修,积极组织各种病案知识培训和学术讲座,病案科内岗位轮换,以及参加自考、函授和远程网络教育等,学习医学、病案学、统计学、信息学等新知识,才能全面、熟练地掌握病案信息管理内容,成为一名具备扎实的专业知识和较强业务能力的病案管理人员,与时俱进,促进病案事业的发展。

本章主要对病案信息管理方法现代化方面的内容做详细阐述。病案信息管理方法现代化主要指病案数字化管理、病案无纸化管理、病案信息化管理系统和电子病案系统4个方面。

第一节　病案数字化管理

病案数字化管理指使用数字化设备,通过病案纸张扫描或翻拍的方式将历史纸质病案原件变成电子影像文件,并将电子影像文件存储在数据库服务器中,实现病案资源的数字化,从而方便医务人员对历史病案的利用。

一、病案数字化管理的流程

病案数字化管理的流程如下:领取病案→在病案上贴上条形码→翻拍病案→病案数字化信息质检→病案数字化信息存储→收集翻拍完成的纸质病案→病案打包归档→在打包箱上贴上条形码→病案打包箱堆放。病案科在提供病案数字化信息时,一般不提供纸质病案,如确实需要查询纸质病案,可以通过数字化病案应用系统查询纸质病案上的条形码,确定病案存放于仓库的位置和打包箱的箱号,取出病案打包箱并从箱内迅速找到所需纸质病案(箱条形码和病案条形码是不同的条形码)。

二、病案数字化应用系统

数字化病案应用系统由数字化病案浏览器、数字化病案管理工作站、数字化病案打印工作站、数字化病案科研工作站和数字化病案随访工作站五部分组成。数字化病案管理工作站由监控中心、病案权限和权限管理组成,其中权限管理指关于权限的申请、设置、审批、记录的管理和操作。病案数字化管理解决了病案管理中存在的病案存不下、难利用、无备份等难题,与传统的密集架存放病案方法比较,在进行病案数字化后,减少了密集架等设备和病案仓库库房的投入,病案科人员的事务性工作量也大幅下降,因此不需要新增人员即可满足业务不断发展的需要。病案数字化管理具有妥善保管病案以规避法律风险、置换病案占用空间以拓展业务、数字化病案以服务患者和社会、加强科教学和科研以提升医院软实力4个方面的重要作用,并取得了良好的社会效益。

第二节　病案无纸化管理

病案无纸化管理是一种科学化、现代化的病案管理方法。病案无纸化管理指出院病案不再以纸张形式存在、流动、保存和使用,而是全部内容通过计算机处理和保存,其目的主要是简化工作流程,节省病案存储空间,提高病案管理工作效率。出院病案由病案首页、入院记录、病程记录、会诊记录、转科记录、转入记录、交接班记录、麻醉记录、手术记录、术后病程、阶段小结、出院记录、死亡讨论、手术及操作知情同意书、护士签署的知情同意书、会诊单、病理资料、检验报告、辅助检查(超声、心电图、胃肠镜检查等)、放射影像检查(X射线、CT、MRI检查等)、体温单、医嘱单、请假条、护理入院评估单、护理记录单、护理健康教育实施记录单、护理计划表、跌倒评估单、压疮评估单、ADL评估单、输血观察记录单、PICC记录单、化疗记录单、皮瓣记录单、护理会诊单、转科交接单等组成。

一、病案无纸化管理的背景

由于电子签名的电子认证尚未出现在医疗领域、电子病案相关的法律法规、制度不完善和人们对病案无纸化管理认识存在"误区",目前只有少部分省级、市级医院开展病案无纸化管理,且内容只局限在检验单、体温单、护理入院评估单、护理记录单、护理健康教育实施记录单、护理计划表、跌倒评估单、压疮评估单、ADL评估单、输血观察记录单、PICC记录单、化疗记录单、皮瓣记录单等,从理论上来说,以上开展的这些病案无纸化管理内容都不是真正意义上的病案无纸化管理模式,它们只是将纸质病案的内容以电子格式存放于病案信息的数据库中。只有根据病案无纸化管理要求建立电子病案管理模式,才是真正规范的病案无纸化管理。

二、病案无纸化管理的方法

(一)病案无纸化管理流程

病案无纸化管理流程包括CA认证签名、质控、编码、归档、保存、调用6个步骤。第一步,病房医务人员在患者出院3天后完成电子病案的书写、质控、电子认证签名,并向病案科提交电子病案。第二步,病案科根据电子病案书写时限检查各病区电子病案完成情况,并在医院办公网公示临床各科室未提交电子病案的情况。第三步,病案科认真检查提交的电子病案CA认证签名、病案缺项情况、病案书写质量、ICD编码情况、病案首页的完整性和准确性,缺陷病案退回相应科室,并重新书写电子病案。第四步,对于检查无误的电子病案,由病案室接收电子病案信息。同时,对于医生和护士签署的知情同意书等特殊资料,由病案科负责扫描后归入电子病案中,并在病案科保留原件。第五步,病案科在患者出院7天后锁定电子病案(包括各类知情同意书等扫描件)并归档保存。第六步,根据病案利用规定,由病案科通过网络向临床、医技、行政、社会和患者等提供电子病案资料。

（二）病案无纸化管理各流程的职责

病案无纸化管理在浙江甚至全国都处于起步阶段,它涉及临床、医技、医务、病案科、信息中心等多个部门,需要各相关科室在完成本部门任务的同时,积极配合其他部门做好无纸化病案的管理,做到各流程无缝对接。

首先,临床科室重视电子病案 CA 认证签名和电子病案的一级质控工作。医务人员在电子病案完成后认真检查 CA 认证签名,避免出现漏签、错签现象。做好密钥保管工作,不得随意把 CA 认证签名的密钥交给他人。临床科室根据病案书写要求,由住院医生、上级主管医生和科主任完成科室的病历质控工作。

其次,信息中心根据病案无纸化管理的要求,对开发、完善、维护病案无纸化管理系统提供技术上的支持,负责电子病案 CA 认证签名、密钥的审核、授权和管理工作。

最后,病案科监管病案无纸化管理全流程,对于在流程中出现的不合理现象应及时反馈给相关部门,保持沟通并解决存在的问题,以保障流程顺利进行。病案科管理人员除做好归档电子病案的终末检查外,还需要实时检查运行电子病案的书写情况,重点检查电子病案 CA 认证签名和病案书写的及时性、完整性,其中对电子病案 CA 认证签名注重 CA 认证签名的内涵,避免出现无实质性的病案记录内容的 CA 认证签名。

在病案无纸化管理工作中,查询和借阅电子病案的途径是通过医院办公网完成的。首先,建立电子病案利用制度,规定电子病案利用权限、时间和流程等相关内容。其次,病案利用者需要先办理电子借阅卡,然后向病案科提交病案查询、借阅或检索申请。最后,病案科审核病案利用者的使用权限和使用内容,经病案科管理人员同意后,方可通过医院办公网发送病案利用资料。对于公安部门、检察院、法院、商业保险机构、患者等利用者根据《医疗机构病历管理规定(2013 年版)》中病案利用的规定打印电子病案的,应在打印件上盖章,同时做好电子病案利用的登记工作。

三、病案无纸化管理的应用

病案无纸化管理是对病案管理工作的一项重大改革,改变了纸质或纸质和电子并存的病案管理模式,是最新的现代化病案管理方法之一,是建立在电子病案管理基础上的无纸化病案管理模式。开展病案无纸化管理,可以减少原来的病案回收和病案整理环节,临床医师书写完成电子病案并归档后,病案工作人员负责接收电子病案并存贮于专用的计算机中。专用存储电子病案的计算机需做好病案安全措施,同时病案利用的计算机和存贮电子病案的计算机应分开保管。在病案利用时,病案工作人员无需到病案科查找纸质病案,可以直接从计算机系统中调出并打印成纸质病案,以满足社会、患者对纸质病案的需求。

应用病案无纸化管理,一方面可以减轻医务人员的工作量,节约纸张和病案存贮空间,提高病案框架质量,避免病案缺项情况发生,并确保病案准确性和完整性;另一方面,可以优化病案工作流程,减少病案查找的时间,提高病案管理人员的工作效率,减少病案利用者排队等候时间,提高患者满意度,优化医患关系。

第三节 病案信息管理系统

一、病案信息管理系统的建立

病案信息管理系统指运用计算机技术、网络等先进手段开展病案信息化管理,由病案首页管理系统和病案操作流程系统组成,是医院管理信息系统的重要组成部分。病案首页管理系统包括病案首页信息的编辑、录入、修改和保存功能。病案操作流程系统包括病案回收登记、编码分类、框架质控检查、查询、借阅、归还、续借和复印功能。病案操作流程系统管理实现了病案利用信息化管理,是指运用病案信息管理系统开展在线传送病案信息、统计、查询、借阅、归还、续借、复印、检索、下载、打印等服务,改变传统的病案利用工作模式,提供病案网上查询和病案科查阅两种利用模式。医务人员只要通过住院电子病案系统就可以查找到住院患者的资料,而不必到病案科查阅病案,减少了病案管理人员的工作量。除建立病案首页管理系统和病案操作流程系统外,提高病案工作效率还需建立一个新的病案资料数据库以存放病案管理信息。

二、病案信息管理系统的完善

为了充分履行病案管理对医院医疗、科研、教学和社会服务职能,持续提高病案管理系统各个模块的功能,注重系统的先进性、开放性、适应性、灵活性和兼容性,定期升级"病案管理系统"和完善病案资料数据库。在"病案管理系统"的升级和完善过程中,注重病案管理系统中 ICD 版本的升级和完善。ICD 版本,与医保部门 ICD 疾病诊断和病案管理系统中的 ICD-11 疾病诊断进行匹配对应,实现与医保部门疾病诊断无缝对接;解决住院电子病案信息系统和病案管理系统内病案首页大部分信息资源共享的重大难题,做好病案首页管理、病案操作流程管理、医院不良事件管理(抢救患者报告、死亡患者报告)、追踪管理(病案利用信息反馈、病案基本信息打印、诊疗组打印)和系统维护等工作;重点抓好病案复印管理系统的建设与实践工作;增加出院转归查询、主要诊断病种查询、手术切口查询、出院患者检索、住院患者检索、在借情况检索和复印情况检索等灵活、新颖的检索工具,为临床、医技、行政人员开展科研、教学、管理等工作提供临床单病种管理、医疗费用评价、DRGs 检索资料,极大地提高了病案管理人员的工作效率。下面重点介绍病案操作流程管理中病案复印管理系统(以下简称"系统")的实施背景、具有的功能和取得的效果。

（一）系统的实施背景

随着国家医疗制度改革、社会保障体系的完善、病案利用相关法律法规的实施以及人们医疗保护意识的增强,病案利用的范围也不断扩大,除为医院临床、医技、管理等科室提供服务外,还为公安部门、检察院、法院、医疗保险机构、疾病预防控制中心、患者及其家属等提供服务。病案利用范围的扩大导致了利用数量的迅速增加。同时,社会对病案利用的要求也在逐步提高,原来在病案使用时只需要查阅、摘抄病案,现在还要复印、复制病案中的相关内容。病案利用范围的拓展、病案利用人数的增加、病案复印要求的提高,大大增加了病案复印管理的工作量和难度,而当前正在使用的"病案管理系统"中的病案利用功能已无法应对这一情况。因此,医院病案科和信息中心在利用现有硬件资源的基础上,联合开发了病案复印管理系统。

（二）系统具有的功能

病案复印管理系统采用功能强大且实用的 Power Builder,数据库采用目前运行高效、存取安全的 Sqlserver2008。系统独立于病案管理系统运行,具体包括病案复印信息收集和录入、存储和处理、输出、安全和保密 4 个方面的复印信息化管理功能。

1. 收集和录入功能

病案复印信息采用自动收集和手工收集两种方式。自动收集和录入指借助"住院电子病案信息系统"和"病案复印管理系统"相关联的功能,自动从"住院电子病案信息系统"中导入"病案复印管理系统"中病案复印部分的信息,包括患者病案号、姓名、诊疗组等病案基本信息,减少病案复印工作人员重复录入。手工收集和录入指病案复印室人员根据病案复印登记表收集并实时录入病案的复印信息,病案复印信息包括病案复印日期、复印目的、复印内容、复印张数、付款方式及经办人等。

2. 存储和处理功能

病案复印信息存储采用病案复印人员实时保存复印信息和信息中心工作人员定期备份数据相结合的方式。复印信息处理由信息中心的后台完成,信息中心每天通过计算机对复印信息进行加工、处理,是系统的核心环节。

3. 输出功能

病案复印信息系统具有方便、灵活的查询检索、统计、导出和打印四种输出功能,其中查询检索包括单一查询检索和综合查询检索两种方法。单一查询检索即根据系统设定的患者姓名或住院号查询框查出患者复印信息。综合查询检索又分按条件查询检索和自定义查询检索两种方法。按条件查询检索指用户在系统中选择两个或两个以上内容(如复印科室、目的等)进行查询,检索出符合条件的记录;自定义检索指系统提供模糊或不确定的条件查询检索所需要的记录。病案管理人员根据系统显示的利用需求对复印信息进行筛选后方可导出和打印。另外,系统还具有统计功能,能自动对复印信息进行汇总并形成月、季、半年、全年工作报表和分析利用情况,及时反馈给院部、行政、临床、医技等科室。

4. 安全和保密功能

从用户认证和设置权限两方面来维护系统的安全。其中,用户认证指系统设定用户登录认证功能,病案管理人员进入系统时需要进行密码校验才能进入自己的使用界面。病案管理人员在登录系统录入或修改病案复印信息时,系统会自动记录录入和修改病案复印信息的用户名,将责任落实到每一位病案复印人员身上。设置权限指系统赋予不同级别的管理人员以不同的管理权限。例如,给予病案复印室人员以普通管理员的身份,具有信息录入、查询、修改、增加等权限;赋予信息处工作人员以超级管理员身份,除具有普通管理员的权限外,还具有用户设置(增加、删除用户,设定用户权限,修改用户资料)、字典设置和数据备份等权限。

(三) 系统实施取得的效果

1. 提高了病案复印工作的效率

一方面,系统提高了病案复印信息录入效率。系统实现与"住院电子病案系统"中的患者姓名、诊疗组、住院号等信息共享,减少了病案工作人员录入内容,提高了录入速度。同时,系统设计日期的自动跳出和统一的录入格式避免了病案工作人员错登、漏登、登记不详等情况的出现。另一方面,系统提高了病案复印信息的检索速度和查准率。以往在检索病案复印信息时,需先查找病案复印手工登记本,然后从病案仓库中找到病案复印件等资料,缺点是工作量大、速度慢、复印信息查全率和查准率不高。而在实行计算机管理后,只需数分钟就能完成病案复印信息检索,大大提高了查全率、查准率。

2. 增加了病案复印信息的利用

系统的应用有效满足了日益增长的病案复印需求,且大大提高了病案信息利用率。同时,病案工作人员通过对病案复印信息的检索和统计,能够准确、及时、全面地提供病案复印情况简介、病案复印信息统计工作报表等编研材料,并分析、解决病案复印检索中出现的检索重复、检索条目少等问题,显著提高了病案服务质量。

3. 促进了病案复印工作的规范化管理

系统规范了病案复印录入、保存、查询、输出等功能,明确了每个功能的具体操作内容和实施流程,对可以用表格形式开展的病案复印功能(如复印信息录入)设定了统一的格式,为病案复印人员在实际操作中提供了方便,促进了病案复印工作的规范化管理。

4.加强了病案复印信息跟踪管理

传统的病案复印管理工作只能登记复印病案患者住院号、姓名、复印内容等简单信息。而病案复印管理系统详细录入、保存复印病案的目的、审批人、经办人、复印内容、复印张数等全部信息,全面反映病案复印流程的信息,为医患关系促进部、医务科等医院相关职能科室处理医疗纠纷提供了准确的查询功能,加强了对被复印病案去向的追踪管理。

病案复印管理系统的应用使医院病案复印信息化管理上了一个新台阶,但在应用过程中还存在检索的细化不够、追踪管理不及时等不足之处,需要以后做进一步改进、完善。

第四节　电子病案系统

电子病案(EMR)指使用电子设备来保存、管理、传输和重现患者的纸质医疗记录。电子病案是信息时代和网络技术下产生的新型病案载体。电子病案系统是用信息和网络技术来管理电子病案的应用软件。

一、电子病案管理的特点

电子病案管理是一种新的病案管理模式,它和传统纸质病案管理模式有所区别,具有一定的优点,但也存在不足。

(一)电子病案管理的优点

电子病案管理具有以下3个方面的优点。首先,回收更高效。病案科由传统上门回收病案的方式改为通过医院办公网在线回收病案,方法更便捷,工作效率更高。其次,保存和归档更及时。电子病案归档采用实时归档和定期归档两种方式相结合。实时归档指医务人员在书写运行电子病案时,随时保存和归档书写内容。定期归档指信息中心对电子病案信息处理结束后,病案管理人员定期通过医院办公网接收、存储、备份电子病案信息。最后,编号更准确。在患者住院后,住院收费室通过计算机系统自动为患者生成一个病案号,避免了病案号重复、作废、空缺等情况的发生。

(二)电子病案管理中存在的不足

电子病案管理存在以下3个方面的不足。首先,电子病案保存和归档设置不完善。

目前没有明确电子病案归档时限、如何保留修改痕迹、信息的加密方式等。其次,电子病案书写模板的使用造成了电子病案的内容千篇一律,甚至部分医务人员出现低级错误,这是一定要避免的。最后,电子病案利用不能实现异地共享。目前,每家医院采用的电子病案系统版本不一,格式和内容也大相径庭。电子病案信息资源共享范围仍局限在医院内部,为医院各部门提供服务,尚未实现区域内电子病案信息资源共享。

（三）加强电子病案管理的对策

目前,医院主要采取以下三方面措施来加强电子病案管理。

首先,建立电子病案管理制度,强化医务人员的法律意识。为了加强电子病案管理,医院成立由分管医疗的副院长任组长,医务处处长、信息中心主任、病案科主任、临床科室科主任和护士长为成员的电子病案管理委员会。根据《中华人民共和国医师法》《医疗机构管理条例实施细则》《医疗事故处理条例》《病历书写基本规范》等法律法规,建立电子病案的三级查房制度、疑难病历和死亡病历讨论制度、借阅和归档制度等;督查电子病案管理制度实施;定期抽查电子病案,及时解决电子病案书写错误,提高电子病案书写质量。组织医务人员参加电子病案安全教育和法律意识教育,强化医务人员电子病案书写的法律意识和举证责任意识。通过 CA 认证（第三方认证）、用户权限设置等信息技术,确保电子病案的真实性、原始性。对于处于纸质病案和电子病案管理共存阶段的医院,为了体现电子病案的法律效力,可以在计算机系统中采用数字签名,在纸质病案签名处进行手工签名并保存。

其次,做好电子病案归档时限确定、修改痕迹的处理等安全管理工作。为了确保电子病案信息安全,明确电子病案归档时限是患者出院后 15 天,在归档时限结束后,电子病案信息自动锁定,同时备份到信息中心的电子病案数据库中,如确需修改电子病案内容的,必须取得分管医疗的副院长同意后才能修改,计算机同步保留修改痕迹;病案管理人员做好电子病案信息安全管理工作,专人专管电子病案信息,接收、保存信息的计算机分开管理。

最后,增加智能化服务功能。以《病历书写基本规范》的内容为标准,在电子病案系统中增加智能化服务功能,如设计书写时限的自动提示和书写错误的警示功能,及时提醒医护人员正确书写病案,避免不必要的病案书写错误,提高电子病案的书写质量。

二、电子病案的利用

（一）电子病案利用的方法

通过在全院建立三套与电子病案利用相关的信息系统,为医院、社会和患者提供服务。第一套是供临床医务人员使用的住院电子病案系统,临床医护人员通过住院电子病案系统书写、查询病案。第二套是供病案科使用的病案管理系统,病案工作人员通过病案管理系统进行病案首页的编辑、查询、检索和追踪等方面的管理。为了便于预防保健科、质量管理科、统计室等行政科室对病案首页信息的利用,在行政科室安装病案管理系统并为行政科室人员设置利用权限和用户密码,医院管理部门只要登录病案管理系统,就能查询、检索所需的病案信息。第三套是供临床和病案管理人员使用的病案质量检查登记系统。病案质量检查登记系统通过登记病案利用情况、医院不良事件等管理内容,为医院职能科室管理提供服务。病案利用情况指病案利用信息输入(包括病案借阅、归还续借、退改、归档、复印)和病案利用信息统计、查询等方面的情况。医院不良事件管理指对抢救患者、未愈患者、死亡患者信息输入和统计、查询等方面的管理。

(二)电子病案利用的特点

1. 利用方便、快捷

通过将病案科、病房、医务处、预防保健科、医患关系办公室等科室的计算机联网,实现电子病案信息资源共享,改变查询人员必须亲自到病案科调阅病案的传统利用模式,医务人员只需登录医生工作站的电子病案系统就可以随时查询所需患者信息,尤其是新开展的患者远程会诊就是通过电子病案系统实现的;此外,行政科室人员也只需登录病案管理查询子系统和病案质量检查登记系统就可以查询所需信息。病案科在为社会提供病案信息时,社会人员不必携带患者的医疗单据、病案本等住院资料,只需提供患者的姓名就能迅速找到所需资料,从而减轻了病案工作人员的工作量,提高了病案管理人员的工作效率。

2. 服务对象广泛,利用人数众多

随着医学技术的发展、社会调查的增多、医保制度的改革及人们维权意识的增强,病案利用范围不断扩大,且病案利用人数逐年增加。为了更好地满足病案利用者的需求,为其提供方便,医院专门设立病案复印室和门诊复印窗口,全年无休为病案利用者提供服务。

3. 检索方法灵活、多样

病案管理系统除传统的姓名索引、住院号索引、出院患者登记一览表等病案检索方法外,还增加了综合查询的检索方法。综合查询是根据利用者的需求,通过设立查询输入条件和查询输出内容来检索所需病案信息的。同时,对常用的检索内容设立查询模块,便于定期查询。另外,为了监管病案利用情况,提高病案利用质量,病案管理人员把病案借阅、归还、查询、复印等利用情况录入病案质量检查登记系统,以便定期统计、分析病案利用情况。

（三）电子病案利用的要求

1. 纸质病案利用和电子病案利用并存

电子病案将信息与载体分开，具有易更改性。同时，《电子病历基本规范（试行）》《医疗机构病历管理规定》等有关电子病案的法律、法规对电子病案的原始性和真实性缺少法律认可，电子病案在医疗纠纷、伤残鉴定、工伤处理中尚未具备法律效力。而传统的纸质病案将信息与载体连在一起，不能随意更改，故具有法律效力。因此，在很长一段时间内，纸质病案和电子病案要一起归档，纸质病案利用和电子病案利用要长期并存。只有国家制定对电子病案原始性、真实性认可的法律条文，电子病案才能得到社会的承认，电子病案利用才能走上合法化的途径。

2. 病案利用公开性和保密性并存

《医疗机构管理条例》和《医疗事故处理条例》对病案利用所需提供的证件、范围、内容等做了明确规定。上述两个条例规定，公安部门、检察院、法院、律师事务所、疾病预防控制中心、医疗及商业保险机构工作人员、患者及其家属等病案查询人员只要提供相关的证件，就可以查阅或复印国家允许的病案内容，这就是病案利用公开性的体现。病案利用保密性指限制病案服务对象和病案利用范围，即并不是所有查询者都可以查询病案资料，并不是所有的病案资料都可以被他人复印、查询。上述两个条例明确规定，病案查询者范围包括在医疗机构内部，只有对患者实施医疗活动的医务人员及医疗服务质量监控人员可以查阅该患者的病历。因科研、教学需要查阅病历的，须经患者就诊的医疗机构有关部门同意后方可查阅。对于外单位查询病案的，医疗机构应当受理患者本人或其代理人、死亡患者近亲属或代理人、保险机构人员复印或复制病案资料的申请。至于公安、司法机关因办理案件需要查阅、复印或者复制病案资料的，医疗机构应当在公安、司法机关出具采集证据的法定证明及执行公务人员的有效身份证明后予以协助。医疗机构可以为申请人复印或复制的病案资料包括门（急）诊病案和住院病案中的住院志、体温单、医嘱单、检验单（检验报告）、医学影像检查资料、特殊检查（治疗）同意书、手术同意书、手术及麻醉记录单、病理报告、护理记录、出院记录。这些制度制定的目的主要是保护医疗机构的治疗技术和患者的个人隐私。

3. 开展电子病案利用的安全工作

通过设置用户权限和登录密码、在医院办公网内安装防火墙、在医院每台计算机系统中安装杀毒程序、拆除计算机输出设备、规定电子病案的归档时限、设置电子病案借阅时限和保留电子病案信息修改痕迹等安全措施，保证电子病案利用安全。

三、电子病案系统的完善

为了满足医院临床、医技、行政职能科室对电子病案的利用需求，不断提高临床、医技、管理部门的工作效率和医疗质量,医院应定期完善"住院电子病案信息系统"和"门诊电子病案信息系统"两套病案系统。在"住院电子病案信息系统"和"门诊电子病案信息系统"中增加检查结果自动录入病案、在同一页面录入病历查询检查结果的功能,使系统操作更方便、更快捷;完善门诊电子病案和住院电子病案接收、归档、数据保存和利用四项工作,促进区域内门诊电子病案信息资源整合和共享,为实现电子病历远程会诊和建立个人健康档案打下良好的基础;实现运行住院病案和门诊病案书写流程实时监控、在线预警、智能判别和信息反馈等多种实时病案质量控制功能,提高医疗工作效率和病案书写质量。

四、电子病案的质量管理

为提高电子病案的质量,医院应采取多种措施。电子病案质量管理是随着电子病案而发展起来的,是医院医疗管理的重要内容之一。它在医院管理中发挥了重要作用,但也存在一些问题。

(一) 存在的问题

虽然电子病案质量管理已开展多年,并取得了一定的成效,但仍存在许多需要改进的地方,主要包括以下几点。

1. 电子病案质量管理制度尚待完善

电子病案质量管理模式是一种新型的信息管理模式,与纸质病案质量管理模式有一定的区别,具有空间小、存储量大、病案利用便捷、信息资源共享等独特的优点。但是,电子病案质量管理在我国起步较迟,在电子病案书写质量分级审核、电子病案修改痕迹的保存、电子病案归档和数据备份等方面尚有一系列问题,因此需要从管理制度方面加以完善和规范。

2. 电子病案的书写质量有待提高

电子病案不仅存在病案首页缺项、漏填、诊断不规范、填错、记录内容前后不一致等框架质量方面的书写问题,而且存在入院记录复制首次病程记录、三级查房记录雷同、运行病案中病程记录和手术记录不及时等内容质量方面的书写问题。究其原因,是部分医务人员质量意识不强,没有及时审核书写完成后的电子病案,降低了电子病案的质量,易导致医疗纠纷的发生。

(二) 采取的对策

1. 完善电子病案质量管理制度

根据《病历书写基本规范》《医疗事故处理条例》《医疗机构病历管理规定》等相关法规、标准,结合医院实际,制定《住院电子病历检查评分标准》《运行电子病案质量检查制度》《运行电子病案质量考核制度》等制度,完善电子病案的三级查房、疑难病案讨论、质量检查和奖惩等制度,明确电子病案病程记录、手术记录和各类知情同意书的书写时限,规范电子病案修改、归档、备份等内容,使各病区在电子病案质量书写中有遵循的依据。同时,医院质控处定期到各病区检查电子病案质量管理制度的落实情况,了解医务人员在实施中存在的问题,及时解决问题,不断提高电子病案质量。

2. 运用先进的软件技术保障电子病案的法律效力

一方面,做好电子病案书写安全保障工作。通过在电子病案书写系统中增加书写错误的警示功能(如诊断部位左、右调错等)、各种医疗记录和知情同意书的书写时限、病案归档时限的提醒功能、设置电子病案三级修改权限和保留修改痕迹、增设病案的复制粘贴的字数警示、加密和备份病案数据等各种软件技术,动态监控电子病案书写的各个操作流程,提醒医护人员及时改正错误,保证电子病案信息的全、真、准,确保电子病案的法律效力。

另一方面,数字签名和手工签名并存。在目前病案的电子签名未获得 CA 认证前,为了体现电子病案的法律效力,采取数字签名和手工签名并存的方法,即电子病案和纸质病案一起归档后,医务人员在计算机系统中对电子病案进行数字签名的同时,在纸质病案的数字签名处进行手工签名确认。

3. 组织培训,加强监管

(1)组织电子病案书写培训:组织新入职医师、实习医师、进修医师参加电子病案书写培训,成为新入职医师、实习医师、进修医师岗前培训的必要内容。定期邀请省内外专家来院举办电子病案书写的讲座,帮助医护人员了解电子病案最新的书写内容和要求,从而树立医疗质量的安全意识和责任感。

(2)建立高质量的电子病案模板:各病区制定本科室常见病种的电子病案模板,经过科室医务人员反复讨论、完善,确定入院记录、首次病程记录、出院记录等最终内容,建立高质量的电子病案模板,并上报质量控制处和信息处,通过质量管理处和信息处审批后,常见病种的电子病案模板才能使用。

(3)建立系统的电子病案质量控制体系:电子病案质量管理工作的重点是运行病案的质量控制。要改变以往纸质病案重点监管出院病案的质量控制模式,提高病案质量控制的效率。电子病案也应建立三级质量控制管理体系,实行经管医师、病区、医院(质控处、病案科等职能科室)三级质量管理。各病区成立由科主任、诊疗组组长、护士长、护理组组长组成的科室质量控制小组。科主任为本病区质量控制小组组长,负责本科室医疗部分的病案质量;护士长为本病区质量控制小组副组长,负责本科室护理部分的病案质量;各科室的诊疗组组长和护理组组长为本组专职病案质控员,对本组的病案书写质量进行检查和把关;住院医师直接负责经管病案质量。质量管理处不必直接到病区检查运行病案,只需通过"运行病案质量监控系统"检查运行病案的各种记录及各类知情同意书的内容和录入、修改时间;同时,质量管理处通过"运行病案质量监控系统"统计和汇总运行病案书写情况,发现存在的书写问题应及时反馈给各病区并加以改正。出院病案的质量管理是终末质量控制的重要环节。电子病案打印成纸质病案移交到病案科后,质量管理处每个月到病案科抽查部分出院病案,同时将病案检查信息登记并反馈给临床科室。病案科负责归档后的电子病案首页和框架质量监控。病案科工作人员认真检查病案首页和病案各个组成部分的完整性,对于归档的电子病案中存在的缺项应及时通知病区,以提高出院病案首页和病案框架质量。

第五章　病案安全管理

第一节　病案安全管理概述

病案安全管理指医院病案科为了避免病案实体和信息受到灾害、事故等突发事件的损害而采取的保护措施。加强病案安全管理工作,目的是避免各类危害病案安全的自然和人为事故的发生,如地震、泥石流、暴雨,以及在病案社会化利用过程中出现病案过度利用、违法利用和计算机、网络安全技术不完善等现象,以确保病案安全,最大限度地延长病案寿命。病案安全管理是病案管理的基础,是病案管理工作的重点,也是做好病案管理工作的前提条件。病案管理人员应坚持预防为主、防治结合、安全第一的宗旨;思想上要重视病案安全管理工作;工作中根据病案安全管理知识制定科学、切合实际的病案安全管理方法,并将方法、措施运用在病案管理的整个流程中,以实现病案安全、可靠、可利用。

一、病案安全管理的意义

从病案管理开始收集环节到病案管理结束,病案利用的每个环节都须注重病案安全管理。病案安全管理改变了传统病案科的工作模式、工作内容、工作效率,影响了医患关系状况,其既通过信息技术、病案登记备份等高新技术,又通过制度、管理、宣传等多种渠道,改进传统病案安全管理模式,保障病案实体和信息安全,完善病案库房安全保护智能化综合管理系统,提出新的病案利用安全管理内容,有效保障纸质病案和电子病案利用安全,有利于改善目前病案利用不安全的现状,提高病案利用效率,保护患者合法的隐私权和知情权,促进医患关系和谐,为迅速开展病案数字化管理、开展电子病案远程会诊等新业务提供有力的保障。随着病案安全管理工作的深入,病案实际利用的全面推进,病案安全管理将为病案事业和医疗事业发展做出更大的贡献。

二、病案安全管理的职责

（一）加强组织领导

根据病案安全管理工作的需要，成立以院长为组长，分管副院长为副组长，医务处处长、护理部主任、信息处处长、病案科主任为成员的病案安全管理领导小组，负责拟订病案安全工作计划，确保每年的工作计划有合理的经费投入；制定档案安全责任；定期召开病案安全工作会议，听取工作汇报，针对存在的问题提出解决措施。同时，各病房成立以科主任为组长，护士长为副组长，质控医师和质控护士为成员的病案安全应急小组，确保病案安全管理工作责任的落实。

（二）深入宣传动员

通过加强病案安全知识薄弱地区的宣传、扩大宣传范围（延伸到院外）、拓宽宣传渠道（设置医院宣传专栏、向患者发放病案安全管理资料、互联网、电视、进社区开展病案安全知识咨询服务等）多种措施，积极、公开宣传病案安全知识，以增强医院全体工作人员的病案安全防护意识，使社会和患者全面了解病案的价值并学会依法科学利用病案，避免因不熟悉病案利用安全知识而引起医疗纠纷。

（三）认真落实病案安全管理制度

建立电子病案安全管理制度和病案利用安全管理制度、电子病案安全利用制度、病案复印制度和病案库房安全管理制度五项病案安全管理制度，与原有病案管理安全制度形成病案安全管理制度体系，同时加大制度的执行力度。制定病案复印人员职责，完善病案管理人员岗位职责，认真抓好每个岗位工作人员职责的落实，严防泄密，实现病案安全工作的科学化、规范化管理。

（四）制定病案安全应急处理方案

结合医院实际制定便捷、有效的突发事件应急处理方案（包括信息管理系统突发故障、火警、防汛、地震、水灾、意外事故等），成立系统应急处理小组，以随时应对可能出现的各种突发性事件，确保病案实体和信息安全，维护医院正常医疗行为的安全运行。

（五）积极采取措施预防和应对病案安全事故

病案工作人员定期进行病案安全检查，如发现安全事故应及时向上级主管领导报告，并采取应对措施，严禁瞒报、迟报。

第二节 病案安全管理的内容

病案安全管理的内容包括病案实体安全管理、病案信息安全管理、电子病案安全管理、病案实体利用安全管理、电子病案利用安全管理和病案库房安全管理6个方面。

一、病案实体安全管理

病案实体安全管理主要体现在以下几个方面。

病案管理人员定期到科室收集、检查并督促病区病案的整理情况，对收集到的病案要认真做好签收、登记工作，及时催交迟交病案；对于有缺陷的病案，应及时发出病案质量初查缺陷通知单，限48小时内修正上交，48小时后上交的，则按迟交论处。病案科每月15日前将病案收集情况汇总上报医务处，并确保收集到的出院病案全、真、准。

建立病案回收制度、病案借阅登记制度、病案社会利用情况登记制度、病案和人员出入库登记制度，规范病案借阅登记、病案社会利用、病案及时归档、病案出入库房的程序，确保病案安全。

将门诊病案、留观病案、住院病案、干部病案、厚病案、血透病案、爱心病房病案、封存病案分门别类存放，其中干部病案、爱心病房病案、封存病案等特别珍贵、重要、有特殊意义的病案应放在特定的病案柜内专门管理。

病案工作人员在病案保管过程中严防病案被篡改，保证病案全、真、原。

在医疗纠纷未处理前，相关病案由医患关系办公室负责保管，任何机构或个人须经医务处负责人同意后才能复制或借阅。

病案工作人员每年对上架病案进行一次清点核对，做到登记台账与病案实体相符。

根据相关技术要求，做好老化、虫蛀等受损病案的保护工作。

二、病案信息安全管理

病案信息安全管理包括以下4个方面内容。①建立病案信息安全管理机制，保证病案信息的安全管理有章可循。②根据《医疗事故处理条例》和《医疗机构病历管理规定》，明确病案开放和利用对象、内容，保证病案信息利用安全。③加强对存储病案信息的计算机使用管理。开展病案管理系统管理和电子病案系统管理的计算机必须与互联网实行物理隔离，并由专人负责病案信息的存储、处理、传递和备份工作。④为保证存储的涉密病案信息不遗失或泄漏，应定期对存储病案信息或数据的光盘、硬盘等载体进行病毒和内容检测,并及时修复破损的涉密病案信息。

三、电子病案安全管理

电子病案安全管理的内容主要有以下几个方面。

建立先进的电子病案归档机制和电子档案的保存格式。

对于存放电子病案的光盘、硬盘等载体,按其特性和要求,使用规范、合理的装具加以保管,并做好防潮、防水等安全保护工作。

电子病历系统应满足国家信息安全等级保护制度与标准,采用用户指纹身份认证确认、设置四级病案书写和修改权限(即科主任权限、主诊医师权限、副主诊医师权限、住院医师权限)、公钥加密算法和数字摘要算法等方式,采取第三方 CA 认证机构的电子签名技术(如 PKI 数字签名技术、XML 签名和时间戳)等措施,确保电子病案从数据产生到传输过程的原始性、真实性。同时,除每个病房专门打印电子病案的计算机和病案科专门下载、打印数据的计算机外,拆除所有计算机输出端口,防止数据泄露和被窃取。

在患者出院后,由主管医师负责电子病案的归档工作,在患者出院后 15 天内将电子病案封存归档,归档后由病案科统一管理且不得修改。

按照《电子公文归档管理暂行办法》的要求,电子病案实行双轨制管理,电子病案的电子版和纸质版同步保存,保存的纸质版本需在规定时间内完整打印并由各级医护人员手写签名。打印的纸质出院病案由病案科保管。

在医疗纠纷未处理前,相关的电子病案由医患关系办公室负责保管,任何机构或个人须经医务处负责人同意后才能复制或借阅。

做好门诊、住院电子病案数据即时备份和定期备份工作,数据备份在信息处的电子病案专用数据库中。同时成立医院信息灾备中心,提供电子病案数据恢复和保管服务,保证电子病案数据安全。

电子病案的存留时间不得少于法律规定的纸质病案的存留年限。

信息处要密切关注计算机技术的发展方向,定期进行电子病案系统功能的修改、升级、维护和记录,及时转换电子病案存档格式,保证系统安全、稳定运行。

四、病案实体利用安全管理

病案实体利用安全管理的内容主要有以下几个方面。

病案管理人员严格遵守《病案借阅制度》《病案复印制度》中的病案利用安全操作规程,具有良好的职业道德,不得擅自开放或扩大病案利用接触范围,不得外泄、张扬、传播患者的隐私。

除涉及对患者实施医疗活动的医务人员、医疗服务质量监控人员、医保办及医患关系促进处外，其他任何机构和个人不得擅自查阅、复印及复制在院病案。医患关系促进处、医务处及相关职能科室因需调取在院病案应出具借条，用后及时归还。经管医护人员不得私自将在院病案借给他人。

医院各职能科室进行的各类病案检查、调查原则上应在病案阅览室内完成，特殊情况可外借，质控处借期为 1 个月，其他职能科室为 3 天，并办理登记手续。医务人员借阅再次入院病案，需由经管医师办好借阅手续后方可调取，借期为 3 天，逾期不还以迟交病案论处。医务人员因科研、撰写论文、教学使用病案，需所属科室主任签字同意并经病案科主任批准方可调阅并办理借阅手续，借期为 1 个月，特殊情况在有关部门批准后可办理续借手续。病案管理人员对外借病案应认真办理登记手续并实施计算机管理，对到期病案及时做好催交及统计工作。外借病案逾期不还的，病案管理人员在催讨 24 小时后仍未规还的以迟交病案论处。

医务人员应妥善保管借阅的病案，在借阅时确保病案完整和保护患者的隐私，一旦出现损毁、丢失等情况，将给予相应的处罚。对于医务人员未经允许私自携带病案出库的，视情况予以处罚。

病案管理人员因制度不落实、工作不认真仔细而造成病案出现遗失、损坏现象的，视情况给予相应的处罚。

病案科受理病案复印的申请人和机构包括患者或其代理人、死亡患者近亲属或其代理人、司法部门、保险机构、公安部门、人力资源社会保障机构、负责医疗事故技术鉴定的部门。

申请人或机构复印病案的范围和须提供的相关证明材料以《病案复印制度》要求和规定为准。

在病案科受理复印病案申请后，病案工作人员应认真做好病案复印证明材料审核工作，在审核中要做到"三查六对"。"三查"，即查证明材料是否齐全、是否合法，以及委托人和当事人关系是否属实；"六对"，即核对患者姓名、地址、身份证号、保险单，当事人和代理人关系证明材料及委托书，公安部门、司法部门、保险机构经办人员的工作证件，把好病案复印安全工作初始关；复印病案经病案科上级主管部门同意，住院病案完成后才能提供。病案的复印件经双方审核无误后，最后加盖医院病案复印专用章并认可，任何人不得私自复印病案。

病案复印登记表、病案复印申请批条及申请人有关证明材料由病案科留档备案。

按国家规定期限存放住院病案和留观病案，并严格执行病案保密守则。

病案科派专人监督病案利用安全情况，对违规行为应根据情节轻重追究当事人的责任。

病案工作人员在每次病案利用工作结束后填写病案利用安全评估表。病案利用安全评估表以打分的形式评估每次病案利用安全工作的安全等级、应采取的措施、实际完成情况和以后需要改进的地方，以便将病案利用安全风险降到最低。制定病案利用安全评估表是病案利用安全工作中采取的新策略，以达到病案利用工作事前预防、事中评论、事后改善的效果，提高病案利用安全工作质量和效率。

五、电子病案利用安全管理

为了促进电子病案安全利用，保证医务人员与患者双方的合法权益，根据《电子病历应用管理规范（试行）》《病历书写基本规范》《医疗机构病历管理规定（2013 年版）》等规定制定电子病案利用安全管理制度，内容共有以下几个方面。

医务人员和有关医院管理人员在病案科电子病案阅览室查阅、复印、打印电子病案须经病案科主任同意并办理登记手续。

根据电子病案信息安全保密制度，在电子病案阅览室设定医务人员和有关医院管理人员调阅、复印、打印电子病历的相应权限，建立电子病案使用日志，记录使用人员、操作时间和内容，严禁操作人员向他人透露本人用户名和密码，甚至越权调阅、复印电子病案。

对电子病案利用实施安全保密监控管理。在医院办公网内安装监管系统，实时监控电子病案系统和病案管理系统运行情况；为维护患者隐私及医患双方的合法权益，在病案复印室和电子病案阅览室内安装监控探头，对进出人员和发生事件进行严密监控并加以记录，避免出现篡改、偷窃电子病案等非法行为。

病案管理人员严格遵守电子病案安全管理制度，未经当事人许可，任何人不得以任何方式非法使用他人的电子病案，也不得向第三人泄露他人的电子病案。

病案科受理下列人员或机构复印电子病案的申请：患者本人或其代理人、死亡患者近亲属或其代理人、保险机构、公安部门、司法部门、人力资源和社会保障机构、负责医疗事故技术鉴定的部门。

申请人或机构复印电子病案的范围和须提供的相关证明材料、授权委托书以《病案复印制度》要求和规定为准。

病案科受理复印电子病案申请并经病案科主任审批后，在医务人员按规定时限完成电子病案审批后才提供复印。复印的病案资料经申请人核对无误后，病案科在电子病案纸质版本的每一页上加盖科室印章并按规定收取复印费用。

电子病案复印申请批条及申请人的有关证明材料由病案科留档备案。

病案科派专人负责电子病案利用安全管理的监督工作，发现问题及时向病案科主任汇报并予以解决。

六、病案库房安全管理

病案库房安全管理是保证病案安全的首要条件。病案库房安全保护需要做好防火、防水、防虫、防盗等工作。随着时代的发展,病案库房正从人工管理转变为病案库房安全保护智能化管理,实现一站式保障病案库房安全。病案库房安全管理的制度包括以下几个方面。

病案科不得使用明火、吸烟,下班前切断电源,并配备消防器材如灭火器等。

病案科要做好病案库房屋顶、外墙、门窗、地面的防水和防潮工作。病案科密集架上的病案不直接落地,避免与地面直接接触。

定期打扫病案库房,擦拭密集架。平时紧闭门窗,防止灰尘进入室内。

在病案入库前做好消毒工作,一旦发现有害虫的病案立即分开存放,并在确认消灭害虫后才能上架。定期检查入库病案,如发现有害虫,则用杀虫剂进行杀虫处理。

在库房配备窗帘等遮阳设施,防止光线对病案字迹产生影响。

病案科配备专业的除湿器和温湿度计,保持病案库房恒温、恒湿,防止不适应的温、湿度对病案产生影响。

采用辐射灭菌等方法进行消毒、灭菌,防止有害细菌、真菌等微生物损害病案。

在病案库房安装防盗门、电子门禁监控系统等安全设备。做好病案库房出入人员、病案回收和病案借阅、归还等利用情况登记工作,防止病案丢失。

第三节 病案登记备份

病案登记备份是指采用在第三方(档案登记备份中心)存管病案信息备份的方法来加强对电子病案和数字化病案的监管,实现电子病案和数字化病案的证据保全及信息安全,为医疗纠纷、伤残鉴定等提供最权威的原始凭证,从而维护医患双方的合法权益,促进医患关系和谐。

病案登记备份工作是对病案利用安全工作的创新,解决了病案利用安全工作中社会和患者对病案原始性、真实性、完整性和可靠性质疑的最大难题。虽然病案登记备份已在浙江省部分医院开展试点工作,但是该工作现在仍处于初步阶段。

一、实施病案登记备份工作的背景

随着在病案管理工作中网络、计算机技术的广泛运用,病案信息的载体正由传统的纸质病案向电子病案和数字化病案转变,且后者日渐占据主导地位。然而,计算机发生故障和病毒入侵造成病案业务数据损坏或丢失,涂写、篡改病案等人为因素和地震、泥石流等自然灾害对病案造成破坏,以及电子病案和数字化病案具有修改痕迹不易保留的特点,这些都使病案的原始性、真实性和完整性受到了极大的质疑。各级医院为此积极探索新的制度和措施来维护病案信息安全及保障病案信息的法律凭证价值。而病案登记备份工作正是适应病案管理载体、工作和自然环境等变化而建立的一种新的管理制度和技术手段,由对电子病案和数字化病案进行登记认证和数字备份两部分内容组成。它采用第三方(档案登记备份中心)存管方法来加强对电子病案和数字化病案的监管,确保病案业务数据的原始性、真实性,实现电子病案和数字化病案的证据保全及信息安全,从而有效地化解医疗纠纷,促进医患关系和谐发展。同时,病案登记备份工作为未来社会利用病案信息提供了一个新的途径。

二、病案登记备份工作中存在的问题

病案登记备份工作存在以下 4 个方面问题。

(一)认识问题

医院领导和病案管理人员对病案登记备份工作不熟悉,他们重视计算机和网络技术在电子病案和数字化病案安全管理中的应用,却忽视病案登记备份工作在电子病案和数字化病案安全管理中的应用,认为病案登记备份工作并不重要,其不仅增加病案管理人员的工作内容,而且担心病案信息备份存储在非利益相关的第三方(档案登记备份中心),易引起病案信息泄露和医疗纠纷。

(二)资金问题

资金问题是阻碍病案登记备份工作开展的主要因素之一。实施病案登记备份工作需要足够的资金作为保障。病案登记备份工作包括病案登记备份和病案备份内容的保存两部分,这两部分内容的开展都需要大量资金投入,尤其是病案备份内容的保存,如果医院病案科没有和档案行政机构合作而需另找一个存放病案备份的地方,那么将会增加更多的资金投入。

医院为了自身再发展,营运资金大多用于一线临床、医技科室,投入二线行政职能科室的资金相对很少,病案科没有多余资金开展病案登记备份工作,这就成为病案登记备份工作实施的主要难题。

(三)技术问题

病案登记备份工作由于开展时间晚、研究人数少,因此技术方法还处于初级阶段。在实际技术标准制定中,既要参照档案登记备份的流程,又要结合病案自身的工作特点和要求,以便形成自己独有的技术标准和成熟的技术方法。

（四）管理问题

对于在病案登记备份工作中出现的新技术、新标准和新工作流程,尚未形成一套完善的、规范的管理制度和监管机制。同时,通过病案登记备份工作,如何实现病案信息资源社会共享还有待进一步探索。

三、优化病案登记备份工作的措施

（一）定期组织培训,培养专业人才

一方面,通过组织科内交流、全院培训等多种形式的培训,向医院领导、病案管理人员和临床、医技、行政等相关人员宣讲病案登记备份知识,促使医院领导重视病案登记备份工作,使病案管理人员熟练掌握病案登记备份操作技术,使临床、医技、行政等相关人员了解并主动配合病案登记备份工作,多管齐下,从而保证病案登记备份工作的顺利开展。

另一方面,培养复合型病案管理人才。病案登记备份工作是一项新型业务,需要一批具有较高信息技术水平和病案专业水平的复合型管理人才。通过对信息技术人员和病案管理人员中拔尖人员的重点培养,培养出一批既能迅速解决病案登记备份运行和建设中的技术问题,又精通数字病案管理系统软件开发、升级和网络安全技术的复合型病案管理人才。

（二）取得医院领导和档案行政管理部门的支持

1. 取得医院领导的支持

病案登记备份是一项周期长、投入大的工作,需要在人力、场地建设和信息技术等方面投入大量资金,因此要加强与医院领导的沟通,取得他们的理解,从而获得人力、物力和财力等方面的支持。

2. 加强与档案行政管理部门的合作

《中华人民共和国政府信息公开条例》等相关的法律法规为医院与档案行政管理部门的合作提供了法律依据。因此,医院在移交病案信息数据前,应主动协助档案行政管理部门了解病案科的职能、业务要求、信息系统建设,从档案行政管理部门的角度来提高医院自身的登记备份电子病案工作技术。医院在档案行政管理机构登记备份电子病案的环节中,需加强与档案行政管理部门的合作,以取得技术、场地上的帮助。同时,在实施档案行政管理机构异地备份时,依托档案登记备份中心,与医院病案管理系统进行对接和集成,从而实现病案信息资源的共享。

（三）规范病案登记备份的流程

1.建立数字病案科

建立一个标准化、数字化和安全化的医院数字病案科是做好病案登记备份工作的前提。根据档案登记备份中心的要求，使用能与当地档案登记备份中心的管理系统有效链接的、规范的病案管理软件，并配置扫描仪、数码相机、刻录机、打印机、防磁柜、病案专用服务器等硬件设备，以便为有效运行数字病案提供一个应用平台和管理系统。

2.登记认证

在电子病案数据导出、整理、封装、划分和加密打包后，按规定填报电子文件和数字档案登记管理表，电子公文登记目录明细表，电子公文和数字档案移交、接收检验登记表等表格，并且每年定期移交前一年的电子病案信息数据至档案行政管理部门的登记备份中心。

3.数据存储备份和移交

病案登记备份工作的业务数据有两种形式，包括患者在医院诊断治疗过程中形成的电子病案和经过翻拍历史病案后形成的数字化成果。不同的数据形式其内容的变动频率、对环境的信赖程度及信息容量都有各自不同的特点和要求，因此在实际操作中应根据医院的不同数据形式来选择恰当的备份方式。电子病案数据采用高速网络在线传输、存储、备份方式进行移交备份，病案数字化成果将数字化翻拍图像和目录数据按规定格式存储到一次性写光盘后再进行移交备份。医院病案登记备份方式采用医院自行登记备份（医师工作站实时备份和信息处定期备份电子病案）和档案行政管理机构登记备份（在线传输和离线光盘接收电子病案相结合）两种形式，以确保备份内容的完整性、安全性。一般保存三套备份数据，两套由医院保存（一套将数据上传到医院数据库，由信息处保存，一套由病案科保存），一套移交档案登记备份中心。

4.数据安全

在数据备份中采用访问控制、修改记录自动保存、防病毒网关技术等先进软件技术做好保密工作。在数据传输过程中采用网内数据文件、日志和控制资源数字加密、报送的数据包中包含备份数据的"数字指纹"等安全措施，以防止电子病案信息泄露。

（四）建立病案登记备份工作制度和监管机制

首先，建立病案登记备份领导小组。病案登记备份领导小组明确分管领导、组长和成员，提出将病案登记备份工作纳入病案科工作目标考核中。其次，建立病案登记备份和病案信息化管理制度，包括纸质病案数字化管理制度、病案登记备份制度、病案数据网上查询利用制度、病案数据安全管理制度、网络日志登记制度等。最后，建立责任人监管机制。为保证病案登记备份工作相应制度的贯彻落实，在机房中将制度上墙，确认病案登记备份工作中制度的实施人和机房中每台计算机的经管人,把责任落实到个人,以提高病案登记备份工作制度的执行力。

病案登记备份工作不仅在医疗纠纷中为患者提供全面、客观、真实的法律凭证,而且为社会和患者提供了一个区域内病案信息资源共享的服务平台。医院病案人员采用医院网站、电视访谈、宣传手册等多种渠道,以使社会了解病案备份工作,并根据《医疗事故处理条例》《医疗机构病历管理规定》等法规、条例,为社会和患者提供政策允许的病案信息资源,促进病案安全管理工作不断提高。

第六章 医院病案统计管理

第一节 医院统计工作概述

统计是认识社会的重要手段,是对国民经济和社会发展实行监督和管理的有效工具。统计是国家实行科学决策和科学管理的一项重要基础工作,是党、政府和人民认识国情国力、制订计划的重要依据,在宏观调控与微观管理中具有非常重要的作用。

一、医院统计工作的特点

医院主要是为患者提供医疗服务,但在医疗服务过程中还需建立后勤保障和对患者的生活服务,所以医院统计具有以下特点。

(一)综合性

医院是一个复杂的综合体,从活动类型上看有医疗活动、科研活动和教学活动等,其中每一项活动又是多方面或多专业不同活动的联合体。如医疗活动,它既涉及临床医疗护理,还涉及辅助诊断、辅助实验和其他辅助医疗,甚至可以包含为此类活动提供的各种支持系统以及为医疗对象建立的各类生活服务体系。由医院这个复杂综合体决定的医院统计具有综合性,需要医院统计以医疗卫生服务活动为中心,利用综合统计指标体系全面、系统地描述和评价医院活动各方面和全过程。

(二)多维性

医疗过程中参与者专业多、学科多,医疗对象病种多、差异大,医疗活动与一般社会经济活动有特别明显的差别,生活的、社会的和心理的特性非常明显。医院的多结构和多功能决定了医院统计信息的多样性、多变性,统计信息的处理呈现较为复杂的多维性。

(三)专业性

医疗服务相比较其他社会服务活动,在技术追求上是最高的,表现为最大限度地利用最新科技成果于医疗服务过程之中。做好医院统计工作,统计人员必须具备多学科的知识,如统计学、临床医学、医院管理学、医学信息学以及计算机知识。医疗卫生服务活动关系到就诊者的健康和生命,医院统计涉及医学各专业领域,因而,必须懂得科学的统计处理方法和技术,才能使医疗卫生服务活动得以科学地描述、分析和评价。

（四）客观性

医院统计的主要信息来自医疗文件,尤其是病案资料和临床、医技科室的各种记录,它们是每一个实际医疗过程中发生情况的客观记录。一方面医院统计就是将各个不同个体进行统计综合,反映医院各方面实际运行情况;另一方面是要从大量差异资料中分析研究医疗活动客观规律,反映医疗活动的变化趋势。

二、医院统计工作的任务

医院统计是医院科学管理的重要工具,它为各级行政管理部门、医院领导和职能部门从事组织计划、协调、指挥、监控及决策提供重要的统计依据。

医院统计是医院信息管理的重要组成部分,医院的各项发展战略和规划离不开统计信息的支撑,医院统计在医院管理工作中起着重要的作用,医院统计的主要任务应当包括以下几点。

（一）建立和完善基层统计、登记制度,积极收集各项统计资料

基层统计、登记制度是医院统计的基础,是医院统计信息的源头和质量保证。及时、全面、系统地收集医院各项业务活动信息是医院统计的基本任务,进行统计学加工、整理是医院统计不可缺少的基本环节,医院统计就是要将大量产生于医疗业务活动过程的各种信息标准化、系统化。如疾病诊断和手术操作名称按国家统一标准进行分类。

（二）执行统计报告制度,如实报送统计资料

各级卫生行政部门需要掌握医疗服务和卫生资源利用情况,了解医疗服务的社会效益和经济效益,需要科学的统计数据和统计分析资料作为制定卫生服务政策的依据。医院统计必须严格执行国家和各级卫生行政部门制定的卫生统计工作制度和卫生统计报表制度,按照规定的统计要求、统计口径和报告形式,及时、准确报送各类统计资料。

（三）为医院管理服务,及时反馈医院业务工作情况

医院管理所需要的统计信息是多方面的,通过统计指标可以反映医疗、护理、设备、人员等各方面工作状况,反映医疗质量和工作效率,提出影响医疗、护理质量和医疗制度的执行情况的因素。应当充分发挥医院统计在日常管理中的作用,改善医疗服务工作,提高医院管理水平。医院管理所需要的统计信息也是多层次的,医院管理结构的层次性决定了医院统计信息的层次性,医院统计既要反映医院整体运行状况的统计信息,也要反映各部门、各科室运行状况的统计信息,需要为部门或科室管理提供科学完整的统计

信息。

（四）为临床工作服务，适时提供医疗活动的统计分析

随着我国国际疾病分类和手术操作分类工作的不断发展，特别是近年来单病种管理及临床路径工作推广，临床医疗信息统计分析工作被越来越多的有识之士关注。临床医疗信息的统计分析不仅可以综合反映医疗活动的质量和效率，同时对于促进医疗过程的优化，提高医疗服务的综合质量有非常重要的意义。统计部门除了日常收集相关临床医疗信息外，应当重视病案信息的深度开发，使蕴藏在病案中的大量有用信息发挥作用。

（五）为教学科研工作服务

运用统计理论和方法，观察和研究人群中各类疾病的发生、发展、变化及分布规律，为教学和科研工作提供统计信息。

（六）加强统计资料管理，确保资料安全、有序和完整

建立统计资料档案，如统计台账、统计年鉴、统计汇编等，保证医院统计资料科学合理使用。建立统计资料保管制度，保证统计资料安全，杜绝统计资料霉损或丢失。

三、医院统计工作的职责与制度

医院统计机构设置与人员编制原则上应以统计工作任务的需要来确定。

（一）医院统计机构负责执行本单位综合统计职能

其主要职责是：①执行《中华人民共和国统计法》《中华人民共和国统计法实施条例》以及其他各级政府有关统计工作的规定。②执行上级卫生行政部门制定的卫生统计工作规章和卫生统计报表制度，及时、准确地填报国家和上级卫生行政部门颁发的统计调查表，收集、整理、提供统计资料。③按照上级卫生行政部门的有关规定，建立健全本单位统计工作制度；协调、管理和监督本单位其他科（室）的统计工作。④组织和管理本单位的统计调查、各项基本统计资料和数据库；对本单位的计划执行、业务开展和管理工作等情况进行统计分析，实行统计服务、统计咨询和统计监督；检查、监督医院各科室做好各项原始记录登记和统计报告。⑤定期做好历史资料和年度资料的整理、积累和汇编工作，建立统计资料档案制度。⑥积极参加和协助当地病案统计学会开展各项统计业务活动。

（二）医院统计人员职责

认真执行国家的宪法、法律、法令和行政法规，遵守《中华人民共和国统计法》及其实施细则，执行上级卫生行政部门制定的卫生统计工作制度和卫生统计报表制度。

自觉遵守统计职业道德，深入调查研究，坚持实事求是，如实反映情况，反对弄虚作

假,同一切违法行为做斗争。

履行统计工作责任,按规定时间上报国家法定的卫生统计报表。积极开展统计分析和预测,准确及时完成病案统计工作任务,充分发挥统计的服务和监督作用。定期向医院领导及各职能科室提供有关的医疗统计信息,实现资源共享,充分发挥统计监督职能。

坚持民主集中制,服从组织领导,密切联系群众,虚心听取群众和有关方面的意见和建议,全心全意为人民服务。

树立全局观念,团结协作,不断改进工作,讲究效益,提高工作效率。

热爱病案统计工作,钻研统计业务,更新知识,不断提高专业知识水平和业务技能。

严格遵守统计资料保密制度。

（三）医院统计制度

医院统计包括医院统计学和医院统计工作。医院统计学是卫生统计学的一个重要分支,它是运用统计学的原理和方法,研究收集、整理、分析医院各方面工作的数量与质量资料的应用性科学。医院统计工作是指对反映医院各方面工作数量和质量的原始资料或信息,进行收集、整理、分析和反馈等一系列工作的全过程。医院统计在整个卫生统计中是比较完善和健全的,为了适应医疗制度的改革,根据《国家卫生统计调查制度》的要求,目前医院统计工作正在逐步走向综合统计,其工作范围已经扩大到涵盖医院各部门的综合统计信息。

为了保证完成各项统计工作任务,医院必须建立严格的统计工作制度。医院除贯彻执行上级规定的各项统计制度外,应当根据本院实际情况和需要,制定医院统计工作制度。主要包括原始记录登记制度、资料整理核对制度、报表制度、保密制度等。

1.原始记录登记制度

原始记录是通过一定的表格形式对医疗业务活动的数量表现所做的最初记录,它是明确各种责任的书面证明。医院统计的三大基本原始记录为门诊工作日志、病室工作日志、出院卡片。随着科学技术的发展,各种原始记录的存在形式和登记内容不断改进。原始记录是统计工作的基础和起点,是收集统计资料最基本的形式,是统计报表的质量依据。原始记录具有内容广泛、时间连续、项目具体的特点。

原始制度登记包括门诊统计登记制度、住院统计登记制度、医技科室统计登记制度、差错事故登记和报告制度等。门诊统计登记制度包括门诊挂号日报表、门诊医生工作日志、急诊科（观察室）日报表、门诊病案、门诊手术登记等。住院统计登记制度包括住院患者登记、病室工作日志、住院病案、出院卡、住院患者手术登记等。医技科室统计登记制度包括检验、放射、病理等医技科室工作登记和医技科室统计报告制度等。此外,还应建立差错事故登记和报告制度、科研项目和医学论文登记制度、设备财产登记制度和物资材料登记制度等。

2.资料整理核对制度

完整、准确、及时地收集整理和核对全院各科室的原始记录、统计资料是医院统计的基础工作。各科室应有专人(或兼职)负责本科室工作信息统计报告工作,在全院形成一个完整的医院统计信息网络,所有统计、登记项目必须按规定及时报送医院统计部门。

医院应当实现统计信息计算机网络管理,促成统计信息共享。原始统计资料逐项检查核对,按医院病案统计信息管理规定和医院医疗信息管理系统的要求进行分类、整理、核对和计算机系统录入。同时,还应对由病案统计信息系统自动采集于其他相关计算机系统的数据进行必要的核对和确认,保证各种共享信息口径一致、内容准确。

3.报表制度

统计报表是国家定期取得统计资料的一种重要调查方式,由行政主管部门制定,政府统计机关批准,其报表的右上角标明法定标识、表号、制表机关、批准(备案)机关、批准(备案)文号、有效期截止时间。法定报表具有固定格式和内容,统计指标解释和计算公式的表格,按时间要求分为定期报表和不定期报表,按载体不同分为纸质报表和电子报表,统计报告的形式,要求随信息管理技术进步而不断更新。定期报表按时间分类包括日报表、旬报表、月报表、季报表、(半)年报表;按内容分类包括医院基本情况年报表(机构、人员、床位数)、医院业务工作质量报表、住院疾病分类等。不定期报表包括内部报表和临时性报表,如病种费用调查表等。

报送上级卫生行政部门的法定报表应由填表人核对签章、统计负责人审核签章、医院主管领导(或部门)复审,然后加盖医院法人印章和单位公章后报送。

4.保密制度

保密制度主要为:①医院统计信息的报告和发布应严格执行规定程序,任何单位和个人不得擅自获取或发布医院统计信息;②病案统计人员不得泄露本院住院患者隐私或其他个人信息;③任何人不得因私查找住院患者的各种信息资料;④医院各科室和个人不得索取与其业务无关的统计资料;⑤社会团体、新闻单位的统计调查应严格执行卫生管理部门相关规定,并需经医院主管部门核准。

5.其他相关制度

医院统计工作除上述制度外,应根据医院统计工作情况和要求健全相适应的制度。如医院统计资料汇编制度、统计资料管理制度、病案管理制度等。

四、医院统计工作的范围

医院统计工作范围涉及医疗业务工作的多个方面,其基本内容应由医院的性质、任务、规模、科室设置和发展水平而决定。就一般综合性医院而言,它既要满足国家各级行政管理部门获取统计信息的需要,又要满足本医院各级管理对医院统计信息的需要。主要包括医院管理统计和医疗业务统计。医院管理统计包括人员统计、设备统计、资源消耗统计、经济统计和教学科研统计等。医疗业务统计包括门(急)诊统计、住院工作统计、医技科室统计、预防保健统计等。医疗业务统计是医院统计的中心工作,反映医院主要工作负荷、医疗质量和工作效率,患者疾病分类或分布等。医疗业务统计指标主要来源于病案首页的内容,一般与诊治患者的疾病和治疗过程有关,包括门诊、急诊和住院患者的医疗信息,习惯上我们将这些来源于医疗活动数据称作病案统计指标。通过病案统计指标反映出医院收治患者的诊断、治疗和费用等信息,可以为医院的科学管理和决策服务,为医院管理者掌握业务工作情况、加强管理、指导工作、制定和检查计划执行情况提供统计依据。本章仅对涉及医疗业务方面的病案统计内容加以介绍。

五、医院统计的基本要求

国家统计局、监察委、司法部将联合部署以"严肃查处统计违法违纪行为,处理一批顶风作假的责任人,坚决遏制在统计上弄虚作假的现象,进一步净化统计工作环境"为目的的全国统计执法大检查,检查重点包括 5 个方面:①是否存在未经法定程序审批擅自统计调查;②在数据报送是否存在提供不真实或者不完整的统计资料及迟报、拒报统计资料问题;③检查统计机构、统计人员是否存在伪造、篡改统计资料的问题;④是否存在随意发布统计数据,不使用法定数据的问题;⑤是否对本地方、本部门、本单位发生的严重统计违法行为失察的问题。它从另一个侧面反映国家对统计工作提出的总体要求,医院统计必须做到真实性、及时性、针对性的三性要求。

(一)真实性

统计信息是各级领导总结工作、研究问题、制定政策的重要依据,是管理、监督各项活动的重要手段。统计的生命在于真实性,统计工作者必须坚持实事求是的原则,通过科学手段获取准确可靠信息,如实反映客观事实。使管理者能够正确把握客观形势,做出正确的决策。

首先,严格执行各项统计法规。坚持和发扬实事求是的优良作风,确保统计信息质量是衡量统计工作水平的主要标志。《中华人民共和国统计法》从法律最高层面给合理、有效和科学组织统计工作提供保证,统计的一切步骤必须按照《中华人民共和国统计法》和《中华人民共和国统计法实施条例》等法律规范进行。统计信息失真,已经不仅仅存在于工作能力和方法的不当,更多的是来自对各种荣誉不切实际的追求,是统计领域的严重违法乱纪行为。

其次,形成一套科学的工作程序。制定科学的工作程序,使统计工作制度化、规范化、标准化和科学化是保证统计信息准确性的有效前提。日常工作制度化,统计行为规范化,统计口径标准化,统计手段科学化,是医院统计建设的基本内容。各级统计机构应当识大体、顾大局,通过准确的统计信息,反映真实客观事实,提出有效统计建议,获得满意的管理成果。

最后,抓基础、重落实。医疗信息源于各个医疗过程和医疗活动之中,临床医疗信息的产生、描述和记录的真实、准确,决定了医院统计信息质量。因此,医院应当重视医疗活动过程管理,强调医疗质量和结果,也应当重视各类医疗文件的记录质量;应当重视医院统计工作,更应当抓好病案书写和其他原始医疗记录质量;需要对医院病案统计人员进行医院统计规范、标准培训,也需要在各类医务人员中间强化宣传。国际疾病分类工作在我国已经开展了 20 余年,临床诊断的不规范、不准确等影响疾病分类质量提高的状况依然存在,它是医院统计基础培训不足、落实尚不到位的一个事例。

保证统计信息的真实性,主观上要有严肃的法律意识,客观上具备严谨务实的工作作风和业务能力,过程中有严格的工作程序和科学的技术方法。

（二）及时性

医院统计的及时性主要指两个方面,一是应当按照各级行政管理部门和医院的规定,按时提供预定的统计报表和有关资料;二是针对医院管理过程中特定情况或主管部门特定要求,适时提供有价值的医院统计信息和分析报告。

首先,做好常规统计,储备有价值的统计资料。医院统计信息涉及多方面、多层次,分布面广、量大。日常管理需要的统计信息多为时间、内容和格式相对明确,通过一定的渠道提供给有关部门和领导。同时,医院统计还需要做好大量的常规统计准备,科学地整理、储备有价值的医院信息。避免需要时因缺乏原始资料而无从下手,或在时间上和质量上不能得到保证。聪明的医院统计者往往会在常规基础统计上下足功夫,积累大量的有价值统计信息,借助计算机系统实现统计信息储备全面、完整和有序。

其次,加强继续教育,提高业务水平。医院统计人员除了具备统计基础知识和工作责任心外,还需要学习临床医学知识,了解有关学科发展的基本状况,研究认识医疗活动特点。使得统计工作在医学技术不断更新的环境中,及时掌握并收集与之对应的各种医疗信息,反映医疗工作进展的实际情况。

最后,改进手段,掌握技术。传统医院统计借助于简单的工具和纸质表格来完成数据计算和传递,长期处于高压力、低效率的工作局面。伴随着计算机和网络技术的发展,医院统计手段已经完成了质的飞跃。网络条件下医院统计信息传递速度加快,信息流量增大,信息的逻辑审核和整理简化等,为医院统计信息及时性创造了有利条件,它需要统计人员不断学习和掌握相关的计算机网络应用技术来实现。

（三）针对性

医院改革不断深入，不同时期医院工作目标和管理要求随之变化，医院统计服务的内容、形式和方法应当有所发展。医院统计必须为医疗工作服务，为医院改革和发展服务，为管理部门发现问题和解决问题服务，有针对性地进行统计调查和统计分析，提出针对实际需要的各种统计信息。

首先，认清形势，把握方向。医院统计信息必须具有现实意义，统计人员需要分析国家和主管部门关于医疗卫生工作的方针政策和工作规划；掌握医院管理面临的主要任务和中心问题；关注医疗活动过程中的普遍需要和发展方向。只有这样，才能使统计工作具有明确的针对性，提出符合各方面需要的统计数据、报表、分析和指导意见。

其次，重视调查研究，完善统计网络。没有调查就没有发言权，除目标明确的一般统计调查外，医院统计人员还应当适时了解医院统计网络的建设和发展变化，协调医院纵、横两个方面统计工作的沟通与配合。主动了解院内各部门、各科室统计工作现状，解决基层工作存在的问题或困难，提高基础信息质量。

最后，扩大统计服务功能，应对多样化需要。医院统计信息的针对性要求，并非指一切工作由各方面已经明确的实际需求所决定。应当充分利用现有的技术条件，丰富医院统计所掌握的信息资源，积极应对那些可以预见或可能发生的对统计信息的需要。统计服务也可以变被动为主动，科学地采集，合理地储存，以备不时之需。

医院统计工作的"三性"要求互为补充、互为制约、缺一不可。信息不真，误导使用；信息过时，忙而无用；信息不对，无法使用。

第二节　医院统计指标的收集和整理

医院统计是一个由感性认识到理性认识的过程，一个完整的统计过程一般分为统计设计、收集资料（统计调查）、整理资料和统计分析 4 个阶段，它们之间紧密联系。其中，收集资料和整理资料是日常医院统计工作中两个最基本的、最繁重的阶段。

一、收集资料

统计资料的收集也就是具体统计调查的实施过程，是根据医院统计的任务和目的，运用科学的调查方法，有组织地收集资料的过程。医院各科室应有专人负责本科室相关统计信息的统计登记工作，并按规定程序报送医院综合统计部门，完整、准确、及时地收集全院各科室的原始登记和统计资料是医院统计工作的基础。

医院统计信息的需求是多方面的,常见的有国家法定的有关卫生工作报表,如医院工作报表、传染病报表、职业病报表等,这些报表是由国家相关部门统一设计,要求有关医疗卫生机构定期逐级上报,提供居民健康状况和医疗卫生工作的主要数据,作为制订医疗卫生工作计划与措施、检查与总结的依据。现阶段医院统计资料收集主要方式有:①按设定的格式和要求,通过相关计算机系统自动采集或生成统计资料;②按照规定格式和要求,由相关科室指定人员通过网络系统完成的统计资料;③以传统方式获取的各种原始资料。无论何种方式获取医院统计信息,都应特别注意资料的"口径"和指标的定义。由于计算机和网络系统的广泛应用,加之医院统计研究的问题越来越复杂,涉及的指标越来越多,获取的统计信息越来越庞大、浩瀚,因此建立好医院统计数据库显得越来越重要。医院统计工作中需要收集的原始资料主要类型有病案、各种统计报表和专题调查资料等。

（一）病案

病案包括门（急）诊病案和住院病案,是医院统计最重要的原始资料。病案是医疗工作的重要记录,患者就诊和接受治疗的详细记录及各项检查报告,病案中的数据真实可靠,特别是历年病案资料的积累,可以为医院统计提供有价值的信息。医院目前使用的病案首页格式是由卫健委统一制定,很多项目是为了满足医院统计信息要求设定。

（二）统计报表

统计报表由医院各临床科室和医技科室建立,满足医院统计需要的基层原始报表。应当采取措施保证获得的原始报表准确无误,如制定统一的数据采集标准和临床记录,报表要做到规范、准确、及时和完整。保证基础数据的质量,要提高各级医疗卫生工作人员的认识和责任感,重视对漏报、重报和错报的检查,坚决制止伪造和篡改资料。

（三）专题调查资料

专题调查资料是为了完成特定任务而专门组织的统计调查。专题调查可以区分为定期调查和不定期调查,调查方法可以区分为全面调查、抽样调查、重点调查和典型调查等。

收集资料时,应当认真审查原始资料是否符合规定的要求,做到内容正确、项目完整、登记及时。原始资料的残缺不全或不正确,就会给统计整理及统计分析造成困难,有些资料缺陷甚至是无法弥补的。

1.准确性

原始资料要严格按照规定格式和要求做好登记,不能各行其是,更不能弄虚作假。原始资料的准确性就是要使统计资料能够正确反映客观事实。

2.完整性

凡是统计设计方案中要求收集的资料,必须完整无缺地进行收集,不遗漏、重复或缺项。

3.及时性

登记和报告要及时、不得延误,充分反映在特定时间、地点和条件下的实际情况。

二、整理资料

整理资料是指对收集到的原始资料去伪存真、归类整理汇总的过程。人们习惯于将去伪存真的方法称作数据净化,即对原始资料进行检查、核对、纠错和改正。数据检查有逻辑检查和统计检查,即根据一般逻辑关系、常识和专业背景知识,对各项统计资料进行检查和核对。如孕产妇的年龄分组、性别,某些疾病通常发病年龄等,可以很容易借助计算机系统观察它们的极端结果来发现问题。统计检查可以利用数据间的关联性实现,如对某项特殊医学检查工作量与项目收入同时进行,比单独核对该项目工作量的准确性更为有效。统计整理是根据统计设计方案的研究目的,对统计调查阶段收集的原始资料按照一定标准进行科学的分组和汇总,使之条理化、系统化,将反映各单位个别特征的资料转化为反映总体及各组数量特征的综合资料的工作过程。因此,统计资料整理应以计算机整理为主要手段,一方面对系统获取的各种资料进行必要的审核和补充;另一方面将收集的原始统计资料审核、分类后,逐项录入医院病案统计系统。

原始资料只能表明各调查对象某一方面具体情况,是事物错综纷乱的表面现象,事物的某个侧面。只有经过科学的统计整理,才能得出正确的分析结论。统计资料整理的内容主要包括审核、分组和汇总。

(一)原始资料审核

原始资料审核主要包括资料的准确性、完整性和及时性等内容。病案统计资料的整理,必须有严密的审核程序和严格的检查制度。

1.准确性审查

准确性审查主要通过逻辑检查和计算检查两种方法进行。逻辑检查主要审核原始资料是否合理,有无相互矛盾或不符合实际的内容,例如,疾病诊断与患者的年龄、性别有无矛盾,诊断与疗效是否合理等。计算检查是复核统计表中的各项数据有无错误,各项指标的统计口径、计算方法和计量单位是否正确,各种报表的平衡关系是否正确等。

2.完整性审查

完整性审查要求总体中每个被调查单位的资料必须齐全,不得重复和遗漏。

3.及时性审查

及时性审查主要是检查原始资料是否符合调查的规定时间,统计报表的报送是否及时等。

(二)原始资料分组

统计分组是根据资料特征和研究目的,将调查总体按照事物的某一标志划分为若干个组成部分的一种统计方法。

1.按资料类型分组

包括计数资料、等级资料和计量资料。计数资料是将观察对象按不同标志分组后,清点各组例数所得到的定性资料,在比较时一般要计算相对数,如出院患者的病死率,某项检查的阳性率等。等级资料又称半计量资料,是将观察对象按某种属性进行分组所得到的各组观察例数,如对出院患者按治疗效果或病情严重程度进行分组。计量资料是指用度量衡或仪器测量所得到的有计量单位的资料,如身高、体重、血压、出院患者住院天数和住院费用等,在比较时一般应计算平均数,如出院者平均住院日、每门诊人次平均费用等。

2.按标志的多少分组

包括简单分组和复合分组。简单分组是将研究对象按一个标志进行分组,如将出院患者按性别分组或按科别分组等。复合分组是将研究对象按两个或两个以上标志进行分组,如将出院患者按病种和年龄两个标志进行分组。此外,根据需求还可按发病时间、地点对流行病或地方病进行分组。

(三)资料汇总

统计汇总是按预先设计好的汇总方案,对分组资料进行综合叠加,得出各调查单位的分组数据和总体数据的过程。统计汇总的方法主要有手工汇总和计算机汇总两大类。目前县及县以上医院基本实现了电子计算机统计汇总。

第三节 病案统计指标和计算公式

医院统计指标和统计指标体系经历了相当长的发展阶段,经过了具体的单项指标、复合指标到指标体系等阶段,至今仍然在不断完善之中。病案中蕴藏着丰富的统计信息,运用现代化计算机技术可以从病案中获得大量的统计指标和统计指标体系,用以反映医疗质量管理的信息。病案统计指标很多,理论上讲可数以万计,这里仅对门诊统计、住院统计、急救医疗统计、医疗质量统计、医技统计、手术统计和疾病分类统计等方面的重要指标加以叙述。

一、门诊统计指标

门诊统计是指收集与门诊医疗服务有关的数据资料并进行整理分析,反映门诊医疗服务的数量和质量,为加强门诊科学管理提供依据的活动。门诊是医院工作的第一线,来医院就诊的患者无论是否需要住院,都要经过门诊就医,所以做好门诊统计对于加强医院管理有重要的意义。

(一)绝对指标

1.门诊总诊疗人次

门诊总诊疗人次指报告期内所有诊疗工作的总人次数。

2.门诊人次

门诊人次指报告期内患者来院挂号后,由医师诊断或处理的诊疗人次数,按实际挂号数统计,同一患者一次就诊多次挂号者,应按实际诊疗次数统计。门诊人次包括初诊和复诊人次,孕期和产后检查人次,预约手术、局部健康检查人次。具体包含:①初诊和复诊,初诊分为院初诊和病初诊。院初诊是指患者首次来本院就诊的人数,以后再来本院就医复诊;②会诊,指患者挂了某科号,由这个科的医生诊病后不能确诊的或者诊断不清楚,由本科医生邀请另一科医生会诊,然后患者仍按这个科进行处置者;③转科,指本院某科转入本科的人数;④转诊,指经医师首诊治疗后由于病情需要应转往其他医疗机构诊治的患者数,每一转诊患者应计算一个门诊人数。

3.其他人次

其他人次指报告期内初诊人次,包括到工厂、农村、工地、会议、集体活动等外出诊疗人次数和健康咨询指导人次数。

门诊统计各指标之间的关系:门诊总诊疗人次=门诊人次+急诊人次+其他人次。

4.观察收容患者数

观察收容患者数指报告期内离开观察室的患者数。

5.观察室死亡人数

观察室死亡人数指报告期内观察室患者经抢救无效死亡的人数。

6.健康检查人数

健康检查人数指报告期内在医院内或医院外对非住院患者进行全身健康检查的人次数。

（二）相对指标和平均指标

1. 平均每日门诊人次

平均每日门诊人次指报告期内平均每天门诊人次的算术平均数。计算公式为：

$$平均每日门诊人数 = \frac{报告期内门诊人次数}{同期工作日数}$$

2. 门诊人次分科构成比

门诊人次分科构成比指报告期内各科门诊人次数占同期全院门诊人次数的比重。计算公式为：

$$门诊人次分科构成比 = \frac{报告期内某科门诊人次数}{同期内全院门诊人次数} \times 100\%$$

3. 每名医师平均每小时门诊人次数

每名医师平均每小时门诊人次数指报告期内平均每名医师每小时诊疗的门诊人次数，该指标反映门诊医师的负荷强度，可以为配备门诊医护人员提供依据。计算公式为：

$$每名门诊医生平均每小时诊疗人数 = \frac{报告期内门诊人次数}{同期门诊医师工作总时数}$$

门诊医师工作总时数是指一定时期内所有门诊医师实际工作的小时数之和。

4. 每名医师每日平均门诊人次数

每名医师每日平均门诊人次数指报告期内每名医师每天平均负担的门诊、急诊人次数，该指标反映每名医师平均每天的工作量。计算公式：

$$每名医师每日平均门诊人次数 = \frac{报告期内门诊人次数}{同期日平均门诊医师数}$$

5. 门诊住院率

门诊住院率指报告期内收治的住院患者数占同期门诊诊疗人次数的百分率。计算公式为：

$$门诊住院率 = \frac{报告期内门诊住院人数}{同期门诊人次数} \times 100\%$$

6. 门诊转诊率

门诊转诊率指报告期内转往其他医院治疗的门诊人次占同期门诊人次的百分率。计算公式为：

$$门诊转诊率 = \frac{报告期内门诊转诊人次数}{同期门诊人次数} \times 100\%$$

7. 门诊诊疗人次计划完成百分比

门诊诊疗人次计划完成百分比指报告期内实际门诊人次占同期计划（定额）门诊人次的百分比。该指标主要用来检查、监督计划执行情况，可用于考核全院或各科的月、季

度、年度门诊人次的计划完成情况,该指标可以分科计算。计算公式为:

$$门诊人次计划完成百分比=\frac{报告期内实际门诊人次数}{同期计划门诊人次数}\times100\%$$

二、住院统计指标

(一)统计内容

1. 住院患者动态统计指标

住院人数是医院住院工作的主要指标之一,它是反映医院规模和满足居民住院需求程度的总量指标。

(1)期初原有人数:期初原有人数又称为期初留院人数,指报告期初实有住院人数。该统计指标的统计起讫时间:①日报按日历日数划分,以 0 时为界限;②月报、季报或年报从开始之日的 0 时起,至每个月、季或年最后一天的 24 时止。

(2)期末实有人数:期末实有人数又称期末留院人数,指报告期末(日、月、季、年报)最后一天 24 时的实有住院人数。

(3)期内入院人数:期内入院人数指报告期内经过门诊或急诊医生签发住院证,并为办理入院手续的住院人数。

(4)期内出院人数:期内出院人数指报告期内已经办理出院手续,或虽未办理出院手续但实际已经离开医院的人数,包括死亡人数。

(5)院内转科人数:院内转科人数指报告期内院内科室之间或病区之间的转入、转出人数,反映住院患者在科室之间或者病区之间的变动情况。

(6)转院人数:转院人数指报告期内因医疗设备、技术条件、患者病情及其他原因转往其他医院治疗的患者数。

住院患者各动态统计指标之间的关系。①全院:期初原有人数+期内入院人数-期内出院人数=期末实有人数。②分科:期初原有人数+期内入院人数+他科转入人数-期内出院人数-转往他科人数=期末实有人数。③本期期初原有人数=上期期末实有人数。

2. 治疗效果统计指标

治疗效果统计指标是指出院患者经过住院诊疗后的转归情况。分为治愈、好转、未愈和死亡人数,用以反映医院的住院医疗质量的高低。

(1)治愈人数:治愈人数指报告期内疾病经治疗后,疾病症状消失、功能完全恢复的患者数。

(2)好转人数:好转人数指报告期内疾病经治疗后,疾病缓解或控制,功能有所恢复但未达到临床治愈标准的患者数。

（3）未愈人数：未愈人数指报告期内病情无变化或恶化的患者数。

（4）死亡人数：死亡人数指报告期内住院患者中的死亡人数。

（5）出院人数中"其他"：医院常用统计指标中，疗效为其他的不以"住院患者"统计，包括在出院人数中。即出院人数＝出院患者数＋其他出院人数。疾病分类报表的指标解释中，疗效为其他类别的出院人数包括未治疗的患者和"非患者"两部分。未治患者：指患者来院的主要目的因某种情况而未进行处理。非患者：指正常产、人工流产出院人数，疗效归类于其他。

治疗效果各统计指标之间的关系：①出院人数＝出院患者数＋其他人数；②出院患者数＝治愈人数＋好转人数＋未愈人数＋死亡人数。

3. 病床使用统计指标

（1）编制床位数：指经上级卫生行政部门根据医院规模、医护人员编制，在《医疗机构执业许可证》中核定和批准的正规病床数。

（2）期末使用床位数：指报告期内固定实有床位数，包括正规病床、简易床、监护床、抢救床、正在消毒修理床、因病房扩建或大修而停用的病床数；不包括观察床、检查床、治疗床、抢救床、血液透析床、患者家属的陪护床、新生儿床、接产室的待产床和接产床，临时加床和库存床等。

（3）标准床位数：指报告期内平均每床建筑面积和使用面积达到《医疗机构管理条例》配套文件——《医疗机构基本标准》规定面积的床位数。

（4）扶贫床位数：指报告期内开设的济困病床数和惠民病床数。

（5）实际开放总床位数：指报告期内医院各科每日夜晚 12 时实际开放病床数的总和，不论该床是否被患者占用，都应计算在内。

（6）实际占用总床位数：指报告期内医院各科每日夜晚 12 时实际占用病床数的总和，即各科每晚 12 时的住院患者总数。

（7）出院者占用总床日数：指报告期内出院者住院天数的总和。

（二）住院统计相对指标和平均指标

1. 住院患者动态统计指标

（1）平均每日入院人数：平均每日入院人数指报告期内住院病房每天收治入院患者数的算术平均数。计算公式为：

$$平均每日入院人数 = \frac{报告期内入院人数}{同期日历日数}$$

（2）平均每日住院人数：平均每日住院人数指报告期内住院病房每天 24 时住院人数的算术平均数，该指标可以补充说明病床利用率。计算公式为：

$$平均每日住院人数=\frac{报告期内实际占用总床日数}{同期日历日数}$$

（3）住院患者转院率：住院患者转院率指报告期内转往其他医院的患者数占同期出院人数的百分率。计算公式为：

$$住院患者转院率=\frac{报告期内转往其他医院的患者数}{同期出院人数}\times100\%$$

2．治疗效果统计指标

（1）治愈率：治愈率指报告期内出院人数中治愈人数和其他人数所占的百分率。计算公式为：

$$治愈率=\frac{报告期内治愈人数}{同期出院患者数}\times100\%$$

（2）好转率：好转率指报告期内出院人数中好转人数所占的百分率。计算公式为：

$$好转率=\frac{报告期内好转人数}{同期出院患者数}\times100\%$$

（3）治疗有效率：治疗有效率指报告期内出院患者数中治愈人数、好转人数所占的百分率，可反映对疾病治疗的有效程度。计算公式为：

$$治疗有效率=\frac{报告期内（治愈人数+好转人数）}{同期出院患者数}\times100\%$$

（4）未愈率：未愈率指报告期内出院患者数中未愈人数所占的百分率。计算公式为：

$$未愈率=\frac{报告期内未愈人数}{同期出院患者数}\times100\%$$

（5）病死率：病死率指报告期内出院人数中死亡人数所占的百分率。计算公式为：

$$病死率=\frac{报告期内死亡人数}{同期出院患者数}\times100\%$$

3．病床使用统计指标

（1）平均开放病床数：平均开放病床数指报告期内平均每天开放的病床数，反映医院实有病床数的开放程度。计算公式为：

$$平均开放病床数=\frac{报告期内实际开放总床日数}{同期出日历日数}$$

（2）平均病床工作日：平均病床工作日指报告期内平均每天病床的工作天数，该指标反映病床工作的负荷水平。计算公式为：

$$平均病床工作日=\frac{报告期内实际占用总床日数}{同期平均开放病床数（张）}$$

（3）病床使用率：病床使用率指报告期内实际占用病床数与同期实际开放总床日数的百分率，该指标反映病床的利用情况。计算公式为：

$$病床利用率 = \frac{报告期内实际占用总床日数}{同期平均开放总床日数} \times 100\%$$

医院分级管理标准值:一级医院≥60%、二级医院85%~90%、三级医院85%~93%。

(4)平均病床周转次数:平均病床周转次数指平均每张病床在报告期内周转的次数。计算公式为:

$$平均病床周转次数 = \frac{报告期内出院人数}{同期平均开放病床数}$$

对于医院的某科室而言,转出人数相当于该科的出院人数,所以该指标分科计算公式为:

$$某科平均病床周转次数 = \frac{报告期内(某科出院人数+转往他科人数)}{同期该科平均开放病床数}$$

医院分级管理标准值:一级医院≥32次/年、二级医院≥20次/年、三级医院≥17次/年。

(5)出院者平均住院日:出院者平均住院日指一定时间内每个出院者平均住院的天数。计算公式为:

$$出院者平均住院日 = \frac{报告期内出院者占用总床日数}{同期出院人数}$$

三、急救医疗统计指标

1.急诊统计指标

急诊患者资料的来源包括急诊患者就诊登记簿、急诊观察室工作交班簿、抢救登记簿、留诊观察卡片和急诊病历等。急诊统计指标包括以下内容。

(1)日平均急诊人次数:日平均急诊人次数指报告期内平均每天急诊人次的算术平均数,反映医院急诊工作的负荷水平。计算公式为:

$$日平均急诊人次 = \frac{报告期内急诊人次数}{同期日历日数}$$

(2)急诊率:急诊率指报告期内急诊人次占门诊和急诊人次总数的百分率。计算公式为:

$$急诊率 = \frac{报告期内急诊人次}{同期(门诊人次+急诊人次)} \times 100\%$$

(3)急诊住院率:急诊住院率指报告期内通过急诊入院的患者数占急诊人次的百分率。计算公式为:

$$急诊住院率 = \frac{报告期内通过急诊入院患者数}{同期急诊人次数} \times 100\%$$

(4)日平均留诊观察人数:日平均留诊观察人数指报告期内平均每天留诊观察患者

的算术平均数。计算公式为：

$$日平均留诊观察人数 = \frac{报告期每天 24 时观察室留察患者总数}{同期日历日数}$$

（5）留诊观察病死率：留诊观察病死率指报告期内留诊观察患者中死亡人数所占百分率。计算公式为：

$$留诊观察病死率 = \frac{报告期内留察死亡人数}{同期留察患者总人数} \times 100\%$$

（6）留诊观察住院率：留诊观察住院率指报告期内留诊观察患者中收入住院人数占留诊观察患者总数的百分率。计算公式为：

$$留诊观察住院率 = \frac{报告期内收入住院的留察患者数}{同期留察患者总数} \times 100\%$$

2. 危重患者抢救统计指标

危重患者抢救统计是为了了解医护人员抢救是否及时,诊断、抢救技术是否正确,同时了解危重患者的疾病构成的活动。危重患者抢救统计指标主要包括以下几种。

（1）抢救次数：抢救次数指对具有生命危险（生命体征不平衡）患者救治的次数。

（2）抢救成功次数：抢救成功次数指危重患者经过抢救后,治愈、好转或病情得到缓解的次数,如果患者有数次抢救,最后一次抢救失败而死亡,则前几次抢救为抢救成功次数,最后一次抢救为抢救失败次数。

（3）急诊危重患者抢救成功率：急诊危重患者抢救成功率指报告期内急诊危重患者抢救成功次数占同期急诊危重患者抢救次数的百分率。计算公式为：

$$急诊危重患者抢救成功率 = \frac{报告期内急诊危重患者抢救成功次数}{同期急诊危重患者抢救次数} \times 100\%$$

（4）急诊病死率：急诊病死率指报告期内急诊患者中死亡人数所占的百分率。计算公式为：

$$急诊病死率 = \frac{报告期内急诊死亡人数}{同期急诊患者总人数} \times 100\%$$

（5）住院危重患者抢救成功率：住院危重患者抢救成功率指报告期内住院危重患者抢救成功的次数所占同期危重患者抢救总次数的百分率,该指标是反映医院抢救工作质量的重要指标。计算公式为：

$$住院危重患者抢救成功率 = \frac{报告期内住院危重患者抢救成功次数}{同期住院危重患者抢救次数} \times 100\%$$

医院分级管理标准值：二、三级医院≥84% 。

（6）出院患者抢救率：出院患者抢救率指报告期内出院人数中经过抢救的患者数所占的百分率。计算公式为：

$$出院患者抢救率 = \frac{报告期内抢救危重患者数}{同期出院人数} \times 100\%$$

（7）急救物品完好率：急救物品完好率指报告期内急救物品合格件数占同期检查急救物品总数的百分率。计算公式为：

$$急救物品完好率 = \frac{报告期内急救物品合格件数}{同期检查急救物品总件数} \times 100\%$$

医院分级管理标准值：一、二、三级医院均为100%。

四、医疗质量统计指标

（一）诊断质量统计指标

诊断是指医生根据患者的病情结合检查结果进行的综合分析，对患者所患疾病的原因、部位、性质、损害程度等作出的结论。诊断一般分为一级诊断、二级诊断、三级诊断和四级诊断。

1. 诊断质量统计的绝对指标

其中包括符合人数、不符合人数和疑诊人数。

2. 门诊诊断与出院诊断符合率

门诊诊断与出院诊断符合率指报告期内门诊诊断与出院患者主要诊断相符合的人数，所占门诊入院并作出明确诊断的出院患者数的百分率。计算公式为：

$$门诊诊断与出院诊断符合率 = \frac{报告期内门诊诊断与出院诊断符合人数}{同期门诊入院并已作出明确诊断的出院患者数} \times 100\%$$

医院分级管理标准值：二级医院≥90%。

3. 门诊疑诊率

门诊疑诊率指报告期内门诊未作出肯定诊断的人数占到门诊入院并作出明确诊断的出院患者的百分率。计算公式为：

$$门诊疑诊率 = \frac{报告期内由门诊入院并未作出肯定诊断的人数}{同期由门诊入院并已作出明确肯定诊断的出院患者数} \times 100\%$$

4. 门诊新病例三次确诊率

门诊新病例三次确诊率指报告期内在门诊就诊三次内确诊的新病例数占同期门诊新病例总数的百分率。计算公式为：

$$门诊新病例三次确诊率 = \frac{报告期内门诊三次内确诊的新病例数}{同期门诊新病例总数} \times 100\%$$

5. 入院诊断与出院诊断符合率

入院诊断与出院诊断符合率指报告期内入院诊断与出院诊断符合的人数所占同期出院患者中有明确诊断人数的百分率。计算公式为：

$$入院诊断与出院诊断符合率 = \frac{报告期内入院诊断与出院诊断符合人数}{同期(出院人数-疑诊人数)} \times 100\%$$

医院分级管理标准值：一级医院≥85%、二级医院≥90%、三级医院≥95%。

6. 临床诊断与病理诊断符合率

临床诊断与病理诊断符合率指报告期内临床诊断与病理(尸检)诊断符合的例数占同期病理诊断总例数的百分率,该指标是评价临床诊断质量的重要标准。计算公式为：

$$临床诊断与病理诊断符合率 = \frac{报告期内临床诊断与病理诊断符合例数}{同期病理诊断总例数} \times 100\%$$

7. 误诊率

误诊率指报告期内在临床诊断为某病的病例中,病理诊断被否定为某病的病例数所占的百分率。计算公式为：

$$误诊率 = \frac{临床误诊例数}{临床诊断与病理诊断符合例数+临床误诊例数} \times 100\%$$

8. 漏诊率

漏诊率指报告期内在临床诊断中未诊断为某病,而在病历检查中被发现为某病的病例数所占临床诊断与病历诊断符合例数以及漏诊数的总病例的百分率。计算公式为：

$$漏诊率 = \frac{临床漏诊例数}{临床诊断与病理诊断符合例数+临床漏诊例数} \times 100\%$$

9. 手术前诊断与手术后诊断符合率

手术前诊断与手术后诊断符合率指报告期内出院患者手术前、后诊断符合人数占同期出院患者中手术患者数的百分率。计算公式为：

$$手术前诊断与手术后诊断符合率 = \frac{报告期内出院患者手术前后诊断符合人数}{同期出院患者中手术总人数} \times 100\%$$

10. 入院3日确诊率

入院3日确诊率指报告期内入院3日内得到确诊的出院患者数占同期出院患者数的百分率。计算公式为：

$$入院3日确诊率 = \frac{报告期内出院患者中入院3日确诊人数}{同期出院患者数} \times 100\%$$

(二)治疗质量统计指标

治疗质量统计指标除治愈率、好转率、病死率外,还包括麻醉死亡率、手术死亡率、产妇死亡率、新生儿死亡率、治愈患者平均住院天数等。

(三)护理质量统计指标

1. 合格率

合格率是检查合格例数占检查总例数的百分率。包括护理技术操作合格率,特护、

一级护理合格率,基础护理合格率,5 种护理表格书写合格率等。计算公式为:

$$合格率 = \frac{检查合格例数}{检查总例数} \times 100\%$$

2. 肌内注射化脓率

肌内注射化脓率指报告期内肌内注射化脓人次数占同期肌内注射总人次数的百分率。计算公式为:

$$肌内注射化脓率 = \frac{报告期内肌内注射化脓人次数}{同期肌内注射总人次数} \times 100\%$$

3. 陪伴率

陪伴率指报告期内住院患者陪伴床日数占同期实际占用总床日数的百分率。计算公式为:

$$陪伴率 = \frac{报告期内陪伴床日数}{同期实际占用总床日数} \times 100\%$$

护理质量指标还包括压疮发生率、输液(输血)反应发生率、急救药品完好率、常规器械消毒灭菌合格率等。

(四)医疗差错、医疗事故统计指标

1. 医疗差错

医疗差错指由于医务人员责任心不强,违反医疗技术操作规程而造成诊断、治疗和护理上的错误,给患者增加了痛苦和经济损失,但尚无不良后果,不构成医疗事故者。

2. 医疗事故

医疗事故指医疗机构及其医务人员在医疗活动中,违反医疗卫生管理法律、行政法规、部门规章和诊疗护理规范、常规,其过失造成患者人身损害的事故。

3. 医疗差错(事故)统计指标

医疗差错(事故)发生率指报告期内医疗差错、事故发生次数占同期住院人数的百分率。计算公式为:

$$医疗差错(事故)发生率 = \frac{报告期内医疗差错、事故发生次数}{同期住院总人数} \times 100\%$$

其中"同期住院总人数"的统计口径是指初期原有人数与报告期内入院人数之和。

(五)医院感染统计指标

1. 医院感染

医院感染指住院患者在医院范围内获得的感染,包括在住院期间发生的感染以及在医院内获得而出院后发生的感染,但不包括入院前已开始或入院时已处于潜伏期的感染。

2.医院感染发病率

医院感染发病率指报告期内医院感染新发病例数占同期住院总人数的百分率。计算公式为：

$$医院感染发病率=\frac{报告期内医院感染新发病例数}{同期住院总人数}\times100\%$$

五、手术统计指标

(一)门诊手术率

门诊手术率指报告期内门诊手术人次数占同期门诊手术科室诊疗人次数的百分率。计算公式为：

$$门诊手术率=\frac{报告期内门诊手术人次数}{同期手术科室门诊人次数}\times100\%$$

(二)住院手术率

住院手术率指报告期内住院手术人数占同期住院手术科室出院人数的百分率。计算公式为：

$$住院手术率=\frac{报告期内住院手术人数}{同期住院手术科室出院人数}\times100\%$$

(三)单病种术后10日内死亡率

单病种术后10日内死亡率指报告期内某病种手术后10日内死亡人数占同期该病种手术人数的百分率。计算公式为：

$$单病种术后10日内死亡率=\frac{报告期内某病种手术后10日内死亡人数}{同期某病种手术人数}\times100\%$$

(四)无菌手术切口甲级愈合率

无菌手术切口甲级愈合率指报告期内无菌手术切口甲级愈合的例数占同期无菌手术总例数的百分率,该指标用于反映无菌手术的效果。计算公式为：

$$无菌手术切口甲级愈合率=\frac{报告期内无菌手术切口甲级愈合的例数}{同期无菌手术总例数}\times100\%$$

(五)无菌手术切口丙级愈合率

无菌手术切口丙级愈合率指报告期内无菌手术切口丙级愈合的例数占同期无菌手术总例数的百分率,该指标用于反映无菌手术的质量。计算公式为：

$$无菌手术切口丙级愈合率=\frac{报告期内无菌手术切口丙级愈合的例数}{同期无菌手术总例数}\times100\%$$

（六）手术并发症率

手术并发症率指报告期内发生手术并发症例数占同期手术总例数的百分率。计算公式为：

$$手术并发症率 = \frac{报告期内发生手术并发症例数}{同期手术总例数} \times 100\%$$

（七）麻醉死亡率

麻醉死亡率指报告期内直接因麻醉死亡的人数占同期接受麻醉人数的百分率。计算公式为：

$$麻醉死亡率 = \frac{报告期内直接因麻醉死亡的人数}{同期接受麻醉人数} \times 100\%$$

六、医技统计指标

（一）药剂科和检验科常用统计指标

1. 处方书写合格率

处方书写合格率指报告期内在随机抽查的处方的合格张数占抽查处方总张数的百分率。计算公式为：

$$处方书写合格率 = \frac{报告期内随机抽查的处方的合格张数}{抽查处方总张数} \times 100\%$$

2. 门诊平均每日检查件数

门诊平均每日检查件数指报告期内检验科平均每天门诊检验标本的件数。计算公式为：

$$门诊平均每日检查件数 = \frac{报告期内门诊检验总件数}{同期实际工作日数}$$

3. 输血反应率

输血反应率指报告期内发生输血反应的人次数占同期输血总人次数的百分率。计算公式为：

$$输血反应率 = \frac{报告期内发生输血反应的人次数}{同期输血总人次数} \times 100\%$$

（二）医学影像常用统计指标

医学影像是应用电子计算机显示人体内部正常、病变组织或器官的图像，使医生能利用这种图像进行诊断处理。医学影像常用统计指标及其计算公式如下。

1. 检查阳性率

检查阳性率指报告期内经仪器检查发现阳性结果的病例数占同期检查病例总数的

百分率。计算公式为：

$$检查阳性率 = \frac{报告期内经仪器检查发现阳性结果的病例数}{同期接受检查的病例总数} \times 100\%$$

2. X 射线摄片甲级片率

X 射线摄片甲级片率指报告期内 X 射线摄片甲级片数占同期 X 射线摄片总数的百分率。计算公式为：

$$X 射线摄片甲级片率 = \frac{报告期内 X 射线摄片甲级片数}{同期 X 射线摄片总数} \times 100\%$$

（三）核医学诊疗常用统计指标

核医学是应用放射性核素进行疾病诊断和治疗的一种方法。

1. 平均每人每日核医学诊疗人次数

平均每人每日核医学诊疗人次数指报告期内核医学工作人员平均每人每日诊疗人次数。该指标反映核医学工作人员负荷程度。计算公式为：

$$平均每人每日核医学诊疗人次数 = \frac{报告期内核医学诊疗总人次数}{同期核医学诊疗人员工作总天数}$$

2. 核医学治疗有效率

核医学治疗有效率指报告期内经过核医学治疗有效的患者数占同期核医学治疗总人数的百分率。计算公式为：

$$核医学治疗有效率 = \frac{报告期内经过核医学治疗有效的患者数}{同期核医学治疗总人数} \times 100\%$$

（四）功能检查及内镜检查常用统计指标

功能检查及内镜检查常用统计内容包括心功能图检查人数、心导管检查人数、超声心动图检查人数、肺功能检查人次数、内镜检查人次数等。

1. 平均每人每日功能检查人次数

平均每人每日功能检查人次数指报告期内功能检查及内镜检查工作人员每人每日平均诊疗的工作量。计算公式为：

$$平均每人每日功能检查人次数 = \frac{报告期内功能检查总人次数}{同期检查人员工作总天数}$$

2. 功能检查符合率

功能检查符合率指报告期内功能检查诊断与最终诊断符合的例数占同期功能检查总例数的百分率。计算公式为：

$$功能检查符合率 = \frac{报告期内功能检查诊断与最终诊断符合的例数}{同期功能检查总例数} \times 100\%$$

3.阳性检查率

阳性检查率指报告期内接受功能检查患者中发现病理改变的例数占同期功能检查总例数的百分率。计算公式为：

$$阳性检查率 = \frac{报告期内接受功能检查患者中发现病理改变的例数}{同期功能检查总例数} \times 100\%$$

（五）病理科常用统计指标

1.病理工作统计的内容

活体组织检查人次数、尸体解剖人数、其他病理检查人次数、诊断报告平均发出时间、病理切片甲级片率等。

2.病理工作常用统计指标

常用统计指标有尸检率。尸检率是指报告期内尸检例数占同期死亡人数的百分率。计算公式为：

$$尸检率 = \frac{报告期内尸检例数}{同期死亡人数} \times 100\%$$

（六）理疗、体疗、康复医学常用统计指标

理疗、体疗是物理诊断和物理治疗的简称，是应用自然物理因子和人工物理因子作用于机体，以达到治疗、诊断和预防疾病的目的。康复医学是以伤残者为对象，以理疗和体疗的方式为主治疗疾病，从而消除或减轻患者功能上的障碍。理疗工作常用统计指标如下。

1.理疗有效率

理疗有效率指报告期内某种疾病经过理疗有效的例数占同期该疾病理疗总例数的百分率。计算公式为：

$$理疗有效率 = \frac{报告期内某种疾病经过理疗有效的例数}{同期该疾病理疗总例数} \times 100\%$$

2.功能改善率

功能改善率指报告期内经康复治疗功能改善的人数占同期康复治疗总人数的百分率。计算公式为：

$$功能改善率 = \frac{报告期内经康复治疗功能改善的人数}{同期康复治疗总人数} \times 100\%$$

（七）消毒器材供应常用统计指标

消毒器材供应常用统计内容包括供应的各种消毒的注射器、静脉输液瓶、穿刺针及不同型号的针头的数量，供应的各种消毒敷料和物品的数量。常用的统计指标如下。

1. 热原反应率

热原反应率指报告期内经验证由于输液器引起热原反应的例数占同期输液总例数的百分率。计算公式为：

$$热原反应率=\frac{报告期内经验证由于输液器引起热原反应的例数}{同期输液总例数}\times100\%$$

2. 常规器械消毒合格率

常规器械消毒合格率指报告期内在随机抽查的消毒器械中合格件数占总抽查件数的百分率。计算公式为：

$$常规器械消毒合格率=\frac{抽查合格件数}{抽查件数}\times100\%$$

七、疾病分类统计指标

(一)反映疾病发病和患病水平的指标

1. 某病发病率

某病发病率指报告期内新发生某种疾病的病例数占可能发生该种疾病的单位人群的比率,表示某种疾病发生的频率和强度。计算公式为：

$$某病发病率=\frac{某时期发生某疾病的新病例数}{该时期可能发生该疾病的平均人口数}\times K$$

式中 K 为比例基数,可选 100%、1 000‰,10 000/万,100 000/10 万等。

2. 某病患病率

某病患病率指某一人群在某一时间点单位人群患某种疾病的例数占该时间点接受检查人的总人数的比率。计算公式为：

$$某病患病率=\frac{受检查时间点发现某疾病病例数}{该时间点受检总人数}\times K$$

(二)反映疾病威胁人民生命严重程度的指标

1. 某病死亡率

某病死亡率指报告期内单位人群中因某病而死亡的频率。计算公式为：

$$某病死亡率=\frac{报告期内因某病死亡的人数}{同期平均人口数}\times K$$

2. 某病病死率

某病病死率指报告期内某病患者中因该病死亡的比率。计算公式为：

$$某病病死率=\frac{报告期内因某病死亡的人数}{同期某病患病人数}\times100\%(1\ 000‰)$$

（三）反映疾病对劳动生产力影响程度的指标

1. 因病（伤）缺勤率

因病（伤）缺勤率指报告期内职工因病（伤）缺勤日数占职工应出勤总日数的百分率。计算公式为：

$$因病（伤）缺勤率=\frac{报告期内职工因病（伤）缺勤日数}{同期职工应出勤总日数}\times100\%$$

2. 平均每例病（伤）缺勤日数

平均每例病（伤）缺勤日数指报告期内每一个因病（伤）缺勤事例的平均缺勤日数。计算公式为：

$$平均每例病（伤）缺勤日数=\frac{报告期内因病（伤）缺勤日数}{同期因病（伤）缺勤总例数}$$

3. 病（伤）缺勤占总缺勤的百分比

病（伤）缺勤占总缺勤的百分比指报告期内因病（伤）缺勤占总缺勤的百分率。计算公式为：

$$病（伤）缺勤占总缺勤的百分比=\frac{报告期内因病（伤）缺勤总日数}{同期总缺勤日数}\times100\%$$

（四）反映疾病防治效果的指标

反映疾病防治效果的主要指标为生存率。生存率是患者能活到某时点的生存概率。计算公式为：

$$N年生存率=\frac{N年末存活病例数}{随访满N年的病例数}\times100\%$$

第七章　门(急)诊病历书写规范

第一节　门诊病历书写规范

一、门诊病历书写的内容要求

门诊病历(手册)封面内容要逐项认真填写。患者的姓名、性别、年龄、工作单位、住址等由患者自己填写或由挂号室填写。胸片号、心电图号及其他特殊检查号、药物过敏情况、住院号等项由医师填写。

每次就诊均应填写就诊日期,急诊病员应填写具体时间(精确到分钟),科别,全市统一使用的门诊病历手册要写医疗机构名称。

初诊患者病历内容应有以下要求:①主诉。包括主要症状或体征与时间,不超过20字,能产生第一诊断。②现病史。简明扼要地记录发病情况,发病时间要与主诉时间相符,主要症状的描述包括病变的起因、性质、持续的时间、缓解的方法、伴发症状、诊治过程和疗效等。病史应包括现病史、既往史以及与疾病有关的个人史,婚姻、月经、生育史,家族史等,无特殊需注明。③体格检查。体检应记录主要阳性体征(包括部位、大小、性质、形状、边缘、与周围组织的关系、活动度等)和有鉴别诊断意义的阴性体征,必要的辅助检查项目和结果。④初步诊断。诊断名称规范,按主要诊断、次要诊断排列,未明确诊断可根据可能性最大的疾病诊断名称分行列出,尽量避免用"待查"等字样。如果确实要写"待查"时,必须在"待查"后面写出 1～2 个可能性最大的疾病诊断名称。⑤处理意见。详细记录处理意见,处理意见应分行列举所用药物治疗(药名、剂型、剂量、用法)及特种治疗方法,进一步检查的项目,生活注意事项,休息方法及期限;必要时记录预约门诊日期及随访要求等。⑥医师签名。签全名且字迹应容易辨认。⑦初诊必须系统进行体格检查,检查化验结果应记入病历。时隔 3 个月以上复诊,应做全面体检,病情如有变化可随时进行全面检查并记录。

复诊患者应重点记述初诊后各项诊疗结果和病情演变情况,体检可有所侧重,对初诊时的阳性发现应重复检查,并注意新体征的发现。然后根据需要做必要的辅助检查及特殊检查。三次不能确诊的患者,接诊医师应请上级医师会诊。与初诊不同的新发疾病,一律按初诊患者书写门诊病历。

请求其他科会诊时,应将请求会诊目的、要求及本科初步意见在病历上写清楚,并由本科高年资医师签名。被邀请的会诊医师(本院高年资医师)应在会诊病历上填写检查所见、诊断和处理意见。会诊医师签名。

门诊患者需要住院时,由医师填写住院证。并在病历上写明住院的原因和初步诊断,记录力求详细。

门诊医师对转诊的患者应负责填写病历摘要。

发现法定传染病时应注明疫情报告。

根据病情给患者开诊断证明书时,病历上要记载主要内容,医师签全名,未经诊治患者,医师不得开诊断证明书。

二、门诊病历书写的核心要点

门诊病历书写强调以下三点。

第一,临床医师在门诊工作中,既要严格按规范要求书写病历,又要尽可能做好各种告知工作。除规范的要求外,还应包括:①治疗方式的多样性及其各自利弊。②拍摄 X 射线片、CT、放射性核素检查的射线暴露问题。③药物的不良反应问题。④贵重药品、检查的费用问题。⑤门诊手术并发症问题。在告知过程中,应该填写知情同意书,有利于纠纷时的举证。医院及科室应该提前印刷好"门诊清创手术知情同意书"及"门诊手术知情同意书"。

第二,门诊病历中的姓名、性别、年龄、住址、单位、电话、籍贯及过敏史等。这些看起来很简单,但对一个患者来说关系重大。如果填错,就会出现不可想象的后果。例如,地址填错,无法通知患者或患者家属;年龄填错,影响医生开药的剂量;由于患者中同名同姓者很多,故在查询病历时还要参考性别、年龄、住址等,才能使所找的人确认无误。又如过敏史,有的人对某药物过敏,病历上应具体填写,使医生开药时注意,避免发生意外。电话也很重要,一旦病情变化、发生意外也好通知单位或家属。

第三,病历要长期保存,门诊病历手册不要随便更换,看病时要随身携带并带病历卡,以便复诊、检查、化验和交费时使用。

第二节 急诊病历书写规范

急诊病历书写应简明扼要,重点突出,及时,准确,实事求是,客观地、如实地反映患者的病情,字迹清晰,不得涂改。

体格检查部位既要全面仔细,又要重点突出,并及时记录。要点:①要有全身一般状况及生命体征的记录。②心律不齐患者应至少听1分钟心率后再记录。③疑有脑部病变时,应有神志、呼吸、瞳孔、颈项反射等记录。④心、肺、腹部、生命体征等,应写具体内容或数据,不能以"正常"代替。⑤中毒患者要写明服毒时间、毒物名称及剂量,来院时间,以及神志,瞳孔,心、肺体征等。⑥急腹症患者要记录腹痛时间、部位、性质、有无包块及腹膜刺激征等情况。⑦女性腹痛患者要有月经史记录,必要时请妇产科会诊。

急诊病历一律按24小时制记录,每项医嘱、治疗以及病程记录均要注明时间,时间记录精确到分钟。

留观患者如病情稳定,交接班时病程记录至少各记1次,病情变化随时记录。

急、危、重症的患者,24小时内必须完成留观病案记录;必须有主治医师查房,入院3天内应有正、副主任医师查房。

体温表、医嘱单、危重患者护理记录等由相应班次的护士完成。

被邀请急会诊的科室医师须有详细的会诊记录,急诊留观医师应有执行记录。

留观患者出院时必须记录去向,并在出院记录上写明离院时病情,包括血压、脉搏、呼吸等生命体征,写明医嘱,并交代注意事项。

因抢救急危患者,未能及时书写病历的,有关医务人员应当在抢救结束后6小时内据实补记,并加以注明。

实习医师书写的病历、处方一律要经带教医师复核签名,方可有效。签名要清楚,并签署全名。

附 录

附录一 岗位职责（样例）

部门：病案科

岗位名称：主任（administrative director）

岗位编码：×××××

执行日期：＿＿＿年＿＿＿月＿＿＿日

工作概要：病案科主任专门负责病案信息系统管理，并使之符合医疗、行政、医学伦理以及医疗保险的合法要求的各项规定；并且管理所有病案科的工作人员。

请示上报：主管医疗业务的院长。

工作职责如下。

病案科基础建设：基础设施（基本场所、基本设备、现代设备）、基础业务、基本管理的建设，以及制定病案管理的各项规章制度。

病案科的人事管理：协调病案科的各项工作，配备病案管理人员，与副主任分管各项业务工作。

病案科的工作评估：评估病案科各项工作，建立有关标准及技术，必要时做出适当的修正。

病案服务体系：建立并发展病案服务系统，分析、评估病案及检索系统，协助医院完成各项服务的研究工作，使之达到医院的目标和标准。

病案人员管理：运用掌握的病案管理专业理论知识和医学基础知识，指导病案人员进行业务学习，建立健全病案质量管理，提高管理水平，提高病案的使用率，确保医院宏观调控和科学管理的实施。

树立病案管理的超前意识：把握发展趋势的预算和判断，采用现实的科学管理方法，促进病案管理工作的迅速发展。

开展病案研究：支持临床研究及临床流行病学的研究，完成病案研究项目。

参加社会工作：积极参加中国医院协会病案管理专业委员会组织的各项活动。

物品选购:选择订购相关的设备和物品。

安全工作:负责保护病案和信息的安全,以及防火、防盗的监督工作。

工作标准:督促检查病案科各项工作的质量,并使之不断提高。

学历要求:病案管理专业相关大专以上学历。

工作经验:具有人事管理经验,丰富的病案管理专业及医学知识以满足医疗、教学、科研、管理的要求,具有高水平的组织、管理、评估能力。

工作态度:以真诚、信心和爱为宗旨,自觉合作、情绪稳定、乐于助人、勇于创新。

工作联系:与本科室成员、医务人员、行政人员、护士、辅助科室人员、患者及其家属、法律部门、政府部门和其他医疗机构相接触。

功能要求:须有健康的身体,充沛的精力,持久的干劲来管理科室工作。

工作岗位描述:包括岗位的名称;工作人员负责的部门;工作的级别;工资的等级;工作功能间的相互关系;主要的工作目标;主要管理人员的责任;完成任务的标准等。

对具体工作人员要求的描述:是在安排具体工作时对工作人员的要求,完成不同的工作应考虑每个人的特征、能力,以便做出恰当合理的安排。包括名称、年龄、性别、资格类型、经验、健康状况等。在工作手册形成后,病案科室负责人在安排工作时应注意排除可能影响工作的因素,注意发挥个人的特点,选择最合适的人员。

工作手册包含的内容:①整体工作的描述,如病案的保留期限,丢失病案的解决办法,避免病案丢失的措施等。②岗位的职责。③各项工作的任务及要求。④病案管理的规章制度,如工作人员守则、病案借阅制度等。⑤各项工作的操作步骤。

附录二　某医院病案收集制度

在患者出院后 24 小时内,经管医护人员必须将病案内所有资料整理齐全,主治医师、住院医师、进修医师、实习医师及责任护士在签字完毕后交护士长或放置在规定的存放地点,做好交接手续,任何人不得私藏及私自外借。

在患者出院后 5 天内,主任(副主任)医师、科主任及护士长应完成病案质量检查及签字工作。若科主任外出,则可委托相应水平的主诊医师代为检查及签字;若主任(副主任)医师外出,则可由本组主治医师代为检查并签字。护士长及护理组长外出时,也按照此方式处理。

在每周二下班前,由各科室护士长负责将上上周六至上周五的病案及时整理、登记。每周三下午,病案科负责收集内科系统出院病案;每周五下午,病案科负责收集外科系统出院病案。在每月 5 日前应把上个月的出院病案全部送到病案科,每延误 1 天,每份扣罚50 元,并落实至诊疗组,未设立诊疗组的科室应落实到病区,跨科病案由住院病区护士长负责。

因故造成病案遗失的,每份扣罚 2 000 元(落实到个人),且由此所造成的不良后果另行处罚,科主任、护士长承担病案迟交和遗失的相应责任。各科室护士长和病案工作人员应认真做好病案的交接工作(书面登记并签字),病案迟交及遗失的责任界定工作原则上由护士长负责。

病案工作人员应定期到各科室检查并督促病区病案的整理情况,对收集到的病案认真做好签收、登记工作,及时催交迟交病案。对有缺陷的病案,及时发出病案质量初查缺陷通知单,限在 48 小时内修正上交,48 小时后上交的,按迟交论处。病案科在每月 15 日前将病案收集情况汇总并报至医务处。

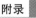

附录三　××医院病案整理制度

　　在患者入院后,经管医护人员应按病案相关书写要求和时限完成病案书写及各类检查检验单的粘贴工作,非经管医护人员未经允许不得擅自查阅和调取在院病案。

　　在患者出院后,经管医护人员应在24小时内整理并粘贴好病案内的所有资料,与医嘱单核对检查、检验项目及次数,对有缺项及书写缺陷的病案及时进行整改,不得随意抽取、更换、涂改、隐匿病案内的原始资料。

　　上级医护人员应及时对病案质量进行检查并签字,发现有缺陷的病案应及时通知相关人员整改。护士长应在规定时限内对病案进行排序并上交病案科。

　　病案管理人员应严格按病案排列顺序进行整理并装订成册,根据疾病分类(包括国际疾病分类、手术操作分类、肿瘤M码分类及损伤中毒外因分类)编目原则和要求对整理好的病案进行疾病分类编目,并对病案首页项目检查校对后实行计算机管理。定期整理打印姓名索引、出院患者一览表,装订成册,并妥善保管。病案计算机资料每季度复制2份,一份由病案科归档,一份交医院综合档案室备案。

　　病案管理人员在整理病案的过程中发现病案存在漏项或书写缺陷时,应及时通知有关医护人员补充、修改,并做好病案资料的修补、粘贴工作。

　　医院质量管理处等相关职能部门应定期检查病案质量等情况,及时通知相关人员修改、补充缺陷病案,并将检查结果交医院人事处备案,检查结果与奖罚、考核、晋升挂钩。

附录四 病案复印(复制)申请表

编号:_____

×××医院:

患者:_____ 性别:____ 年龄:____ 病案号:_____,现因_____
____需要,申请复印该患者如下病历资料。

(1)门(急)诊病历。

(2)住院病历或入院记录。

(3)体温单。

(4)医嘱单。

(5)化验单(检查报告)。

(6)医学影像检查资料。

(7)特殊检查(治疗)同意书。

(8)手术同意书。

(9)手术及麻醉记录单。

(10)病理资料。

(11)护理记录。

(12)出院记录。

申请人:_____与患者关系:_____
____年___月___日

审批意见:
同意复印上述第(1)(2)(3)(4)(5)(6)(7)(8)(9)(10)(11)(12)条。

××医院××部门

审批者签名:_____
____年___月___日

说明:复印(复制)病历资料,申请人须提供出院记录或出院结账清单,以便核查。

附录五　门诊病历书写质量评估标准

附表 1　门诊初诊病历书写质量评估标准(讨论稿)

项目	书写基本要求	检查要点及扣分标准
一般项目 (5分)	门诊病历(手册)封面内容应逐项填写,患者姓名、性别、年龄、工作单位等信息由挂号室或患者本人填写;如有漏项由医师补填。每次就诊要填写日期(病情危重者时间应具体到时、分),科别,全市统一使用的门诊病历手册要有医疗机构名称;每页病历续页必须有患者姓名(病案号)	• 缺就诊日期和科别扣2分 • 缺患者姓名(病案号)扣2分 • 缺性别、年龄扣1分
主诉 (5分)	初诊患者必须写主诉,主诉要简明扼要,重点突出	• 缺主诉扣5分 • 主诉描述欠准确扣1分
现病史 (20分)	现病史必须与主诉相关、相符,能反映本次疾病起始、演变过程,要求重点突出,层次分明,有必要的鉴别诊断资料	• 缺现病史扣20分 • 现病史描述与主诉不相关扣4分 • 主要症状描述不清,不能反映疾病发展变化过程扣4分 • 缺重要的鉴别诊断资料扣3分
既往病史 (5分)	重要的或与本病相关的既往病史,以及药物过敏史、个人史、家族史	• 缺既往史扣5分 • 既往史和其他病史记录有缺欠扣2分
查体 (20分)	查体按顺序进行,先写一般状况,要有胸、腹部的检查记录;不得遗漏与主诉相关的常规检查;不得遗漏主要部位的阳性体征和有鉴别意义的阴性体征;阳性体征描述要规范	• 缺体格检查记录扣20分 • 体格检查记录不准确和有遗漏每项扣2分,阳性体征描述欠规范扣2分

续附表1

项目	书写基本要求	检查要点及扣分标准
处理 (20分)	1.记录根据病情需要做的各种化验及影像学检查项目 2.记录所采取的各种治疗措施,如石膏外固定、激光治疗、门诊手术 3.处方应有药物名称、总剂量及用法 4.病休时间应写清休息方法及休息时限及需进一步检查项目 5.诊断证明、病假证明均应记录在病历上 6.记录向患者交代的重要注意事项 7.若请求他科会诊,应将请求目的和本科初步意见填上,若要住院或转诊者也要填写住院原因或转诊摘要	• 缺处理记录扣20分 • 采取的治疗措施无相应记录扣5分 • 治疗措施记录有重要缺欠扣2分/每项 • 所开辅助检查缺少适应指标扣5分 • 处方与病历记录中的医嘱不一致扣1分 • 用药不合理扣3分
诊断 (10分)	诊断要规范书写,已明确诊断的要写出诊断全称,已明确的临床病理分型要写出 不能明确诊断的应写出待查并在待查下面写出临床上首先考虑的可能诊断	• 缺初步诊断扣10分 • 初步诊断名称书写不全扣3分
医师签名 (10分)	应有本院具有执业资格的医师签出能辨认的全名	• 缺医师签名扣10分 • 有医师签名,但无法辨认或未签全名或签名被涂改扣5分
病历书写 (5分)	用钢笔或圆珠笔书写,字迹要清楚、整洁、不涂改	• 字迹潦草无法辨认扣3分 • 有重要字段的涂改扣3分

评分标准说明:

1.采取累加的计分方法,最高不超过本书写项目的标准分值。

2.总分为100分,75分以下(含75分)为不合格病历。

附表2 门诊复诊病案书写质量评估标准（讨论稿）

项目	书写基本要求	检查要点及扣分标准
一般项目 （5分）	每页病历续页必须有患者姓名（病案号），科别；每次就诊要求有日期，病情危重者时间应具体到时、分	●缺就诊日期和科别扣3分 ●缺患者姓名、病案号扣2分
主诉 （5分）	同专业组，诊断明确且此次就诊为复诊的病历，可在主诉的位置写："病史同前"	●缺主诉或主诉的位置上缺"病史同前"扣3分 ●主诉描述欠准确扣2分
现病史 （20分）	1.重点记录经过治疗后的效果及病情变化情况，未确诊病例有必要的鉴别诊断资料的补充 2.重点记录上次就诊后病情变化，药物疗效与反应及送检结果	●缺现病史扣20分 ●现病史未描述治疗后的效果及病情变化情况扣4分 ●缺重要鉴别诊断资料的补充扣3分
查体 （10分）	记录根据病情变化必要的体格检查，复查上次曾发现的阳性体征及有无新的变化	●缺必要的体格检查扣10分 ●查体记录不准确或有遗漏每项扣2分 ●阳性体征未按要求进行描述扣2分
辅助检查 （10分）	将本院所做的各种检查结果抄写在记录中	●对所做的检查结果未抄写扣10分 ●对所做的检查结果抄写不准确扣3分
处理 （20分）	1.记录所采取的各种治疗措施，如石膏外固定、激光治疗、门诊手术 2.对进行的有创检查、介入治疗、门诊手术患者必须有：①术前患者知情同意书；②术前常规检查齐备；③有检查、治疗操作记录或手术记录 3.处方应有药物名称、总剂量及用法 4.病休：写清休息方法及休息时限及需进一步检查项目 5.诊断证明、病假证明均应记录在病历上 6.三次确诊和会诊，被邀会诊医师应在请求会诊病历本上填写检查所见、诊断、处理意见并签名 7.住院或转诊患者应由接诊医师填写住院证、住院原因或转诊摘要 8.法定传染病应在病历本上注明疫情报告情况 9.记录向患者交代的重要注意事项	●缺处理记录扣20分 ●缺有创检查、介入治疗记录、门诊手术记录之一者扣10分 ●术前知情同意书上缺患者签名者扣5分 ●缺术前常规检查扣3分 ●有治疗措施无相应记录扣3分 ●处方与病历记录中的医嘱不一致扣1分 ●用药不合理扣3分 ●所开辅助检查缺适应指标扣5分

续附表2

项目	书写基本要求	检查要点及扣分标准
诊断 (10分)	诊断明确的要规范书写诊断全称,已明确的临床病理分型要写出;不能明确诊断的应写出待查并在待查下面写出临床上首先考虑的可能诊断;诊断无改变者不再填写	● 缺诊断扣10分 ● 诊断名称书写不全扣3分
医师签名 (10分)	应有本院具有执业资格的医师签出能辨认的全名	● 缺医师签名扣10分 ● 签名无法辨认或未签全名或签名被涂改扣5分
书写 (5分)	用钢笔或圆珠笔书写,字迹要清晰、整洁、不得涂改	● 字迹潦草无法辨认扣3分 ● 有重要字段的涂改扣3分
三次确诊 (5分)	若请求他科会诊,应将请求目的和本科初步意见填上,若要住院或转诊者也要填写住院原因或转诊摘要如三次不能确诊者,由经治医师提出科内会诊,凡请示上级医师的事宜,上级医师的诊查过程或指示,均应记录在病历中	● 三次未确诊者,经治医师未提出科内会诊扣5分 ● 上级医师的诊查过程或指示,未记录在病历中扣5分

评分标准说明:

1. 采取累加的计分方法,最高不超过本书写项目的标准分值。

2. 总分为100分,75分以下(含75分)为不合格病历。

附录六　急诊病历书写示例

×××医院
急诊科入观察室记录

急诊号：_____（急诊留观）　　病案号：_____

姓名：_____　性别：_____　年龄：_____　婚姻：_____　职业：_____

民族：____　国籍：____　地址：_____　联系电话：_____

联系人：_____　与患者关系：_____　联系电话：_____

药物过敏史：_____

记录日期：__年__月__日__时__分

主诉：

现病史：

既往史及个人史：

体格检查

T：____℃　P：__次/分　R：__次/分　BP：____/____mmHg

初步诊断：

处理：

医师签字：

×××医院
急诊科出观察室记录

（一式两份，一份交患者或亲属收执一份交病案科）

病案号：_____

姓名：_____　　性别：____　　年龄：____　　职业：_____

入观察室时间：__年__月__日__时__分

出观察室时间：__年__月__日__时__分

患者去向：

入观察室情况：

入观察室诊断：

出观察室诊断：

主要诊疗经过及出观察室时病情：

T：__℃　P：__次/分　R：__次/分　BP：____/____mmHg

出院医嘱：

注意事项：

主治医师签字：　　　　　　　　　　　　　　　住院医师签字：

附录七　急诊科知情同意书

×××医院

急诊科穿刺检查知情同意书

姓名：＿＿＿＿　性别：＿＿＿　年龄：＿＿＿　急诊号：＿＿＿＿＿（急诊留观）　病案号：＿＿＿＿＿＿

由于您的病情需要，经诊医师建议您接受以下检查，现就检查有关事项向您做介绍。

1. 腹腔穿刺

一般比较安全，少数患者可有以下并发症：①麻醉意外；②出血；③局部感染；④局部血肿形成；⑤穿刺点漏液；⑥周围组织或脏器损伤；⑦腹膜炎；⑧水、电解质紊乱；⑨肝性脑病；⑩变态反应；⑪心脑血管意外；⑫穿刺不成功；⑬其他。以上情况严重时可致命。

家属意见：＿＿＿＿＿＿　签字：＿＿＿＿＿＿　与患者关系：＿＿＿＿＿＿　电话：＿＿＿＿＿＿

地址：＿＿＿＿＿＿＿＿＿＿＿＿＿＿＿＿＿＿

医生签字：＿＿＿＿＿＿　时间：＿＿年＿＿月＿＿日＿＿时＿＿分

2. 胸腔穿刺

一般比较安全，少数患者可有以下并发症：①麻醉意外；②出血；③胸腔感染或结核扩散；④胸膜反应；⑤肺水肿；⑥气胸、血胸与咯血，严重时可危及生命；⑦周围组织或脏器损伤；⑧诱发哮喘；⑨低氧血症；⑩气体栓塞；⑪心脑血管意外；⑫穿刺不成功；⑬其他。以上情况严重时可致命。

家属意见：＿＿＿＿＿＿　签字：＿＿＿＿＿＿　与患者关系：＿＿＿＿＿＿　电话：＿＿＿＿＿＿

地址：＿＿＿＿＿＿＿＿＿＿＿＿＿＿＿＿＿＿

医生签字：＿＿＿＿＿＿　时间：＿＿年＿＿月＿＿日＿＿时＿＿分

3. 骨髓穿刺

一般比较安全，少数患者可有以下并发症：①麻醉意外；②出血；③感染；④局部疼痛；⑤胸骨穿刺有可能损伤深部大血管，造成大出血，甚至危及生命；⑥周围组织或脏器损伤；⑦穿刺不成功；⑧其他。以上情况严重时可致命。

家属意见：＿＿＿＿＿＿　签字：＿＿＿＿＿＿　与患者关系：＿＿＿＿＿＿　电话：＿＿＿＿＿＿

地址：＿＿＿＿＿＿＿＿＿＿＿＿＿＿＿＿＿＿

医生签字：＿＿＿＿＿＿　时间：＿＿年＿＿月＿＿日＿＿时＿＿分

4. 腰椎穿刺

一般比较安全，少数患者可有以下并发症：①麻醉意外；②出血，如蛛网膜下腔出血及硬膜下血肿等；③感染；④头晕、头痛；⑤周围组织或脏器损伤；⑥心脑血管意外，甚至危及生命;⑦变态反应;⑧穿刺不成功;⑨其他。以上情况严重时可致命。

家属意见:_____ 签字:_____ 与患者关系:_____ 电话:_____

地址:_____

医生签字:_____ 时间:__年__月__日__时__分

发生以上情况时我们都会尽力抢救。请您仔细阅读,慎重考虑。如同意,请签字为证;如不同意,也请签字为证。谢谢您的合作。

×××医院

急诊科侵入性检查/治疗知情同意书(一)

姓名:_____ 性别:___ 年龄:___ 急诊号:_____(急诊留观) 病案号:_____

尊敬的患者家属:

由于患者病情危重,需要立即抢救治疗或密切监护,医护人员将尽职尽责地施行医疗措施。在抢救过程中可能需要进行一些有创伤或有潜在危险的项目,由于这些项目往往需要紧急进行,当时不一定有时间同家属交代、商量,现将有关项目陈述如下。

1. 气管内插管和机械通气

目的:①解除气道阻塞,建立和保障气道通畅;②防止误吸;③协助机械通气等。

可能出现的情况:①引起高血压、心律失常,呼吸、心搏骤停;②口腔局部损伤,喉、气管的裂伤及擦伤,声带损伤,出血;③下颌脱臼、牙齿脱落;④咽部感染,喉及声门下水肿、喉溃疡;⑤气管狭窄、气管软骨脱位;⑥胃内容物反流误吸、肺部感染和肺不张;⑦黏液栓痰栓等引起急性气道阻塞;⑧误入食管;⑨困难插管导致插管失败;⑩正压通气引起低血压、休克;⑪皮下气肿、纵隔气肿、气胸;⑫胃肠胀气、上消化道出血;⑬深部静脉血栓形成;⑭气管食管瘘脱机不能;⑮插管刺激导致病情加重;⑯其他不可预见的意外。以上情况严重时可致命。

家属意见:_____ 签字:_____ 与患者关系:_____ 电话:_____

地址:_____

医生签字:_____ 时间:__年__月__日__时__分

2. 中心静脉插管和压力监测

目的:①解决患者液体输入,输血、输液或需静脉高能量营养治疗;②精密输入或快速输入;③血流动力学监测等。

可能出现的情况:①出血或血肿;②误穿附近动脉造成难以压迫的出血;③局部或全身感染;④静脉血栓或气体栓塞形成,气体栓子或血栓脱落导致肺栓塞或其他脏器梗死;⑤气胸或血胸;⑥血栓性静脉炎;⑦休克,心力衰竭,心律失常,心脏压塞,呼吸、心搏骤停和其他心血管意外;⑧穿刺部位邻近器官组织的损伤,神经、淋巴管损伤;⑨血管和心脏穿孔;⑩其他不可预见的意外。以上情况严重时可致命。

家属意见:_____ 签字:_____ 与患者关系:_____ 电话:_____

地址:_____

医生签字:_____ 时间:__年__月__日__时__分

以上情况严重时可能危及生命,一旦发生我们都会尽力抢救。

请您仔细阅读并慎重考虑。如同意,请签字为证;如不同意,也请签字为证。谢谢您的合作。

×××医院

急诊科侵入性检查/治疗知情同意书(二)

姓名:_____ 性别:____ 年龄:____ 急诊号:_____(急诊留观) 病案号:_____

尊敬的患者家属:

由于患者病情危重,需要立即抢救治疗或密切监护,医护人员将尽职尽责地施行医疗措施。在抢救过程中可能需要进行一些有创伤或有潜在危险的项目,由于这些项目往往需要紧急进行,当时不一定有时间同家属交代、商量,现将有关项目陈述如下。

1. 紧急气管切开

目的:①解除气道阻塞,建立和保障气道通畅;②防止误吸;③协助机械通气等。

可能出现的情况:①局部器官组织损伤;②局部及气道内出血;③并发肺内感染;④伤口局部感染;⑤皮下气肿、纵隔气肿、气胸、肺不张;⑥脱管和套管移位;⑦拔管困难;⑧局部神经损伤;⑨手术刺激导致病情加重;⑩其他不可预见的意外。以上情况严重时可致命。

家属意见:_____ 签字:_____ 与患者关系:_____ 电话:_____

地址:_____

医生签字:_____ 时间:__年__月__日__时__分

2. 急诊血液净化治疗

目的:①急、慢性肾衰竭透析合并急性肺水肿,血钾>6.5 mmol/L、无尿或少尿3天以上,严重酸中毒 $CO_2CP<13$ mmol/L,血肌酐>707.2 μmol/L;②需要透析治疗患者合并血流动力学不稳定或多器官功能不全;③清除导致中毒的药物或毒物;④消除炎症因子;⑤纠正难治性充血性心力衰竭和急性肺水肿等。

可能出现的情况:①治疗过程中可能出现呼吸、心搏骤停,危及生命;②血容量不足或低血压、休克;③变态反应;④滤器或管路内的血栓导致治疗中断;⑤透析失衡综合征;⑥电解质紊乱,酸碱失衡;⑦肝素应用后导致全身多个部位出血,脑出血或内脏出血,危及生命;⑧肝素应用导致血小板降低;⑨透析膜破裂或管路脱出导致漏血;⑩治疗开始及治疗过程中因故不能继续血液净化治疗导致浪费;⑪其他不可预见的意外。以上情况严重时可致命。

家属意见:_____ 签字:_____ 与患者关系:_____ 电话:_____

地址:_____

医生签字:_____ 时间:__年__月__日__时__分

3. 急诊床旁纤维支气管镜检查

目的:①经支气管镜吸痰解除梗阻;②收集下呼吸道分泌物进行病原学检查;③了解支气管阻塞情况及可能病因;④原因不明的弥散性肺疾患,需做刷检或支气管肺泡灌洗;

⑤长期留置气管黏膜损害者;⑥经鼻气管插管等。

可能出现的情况:①喉、气管或支气管痉挛;②低氧血症;③心律失常或呼吸、心搏骤停;④支气管黏膜出血;⑤气胸;⑥操作时刺激导致病情加重;⑦其他不可预见的意外。以上情况严重时可致命。

家属意见:_____ 签字:_____ 与患者关系:_____ 电话:_____

地址:_____

医生签字:_____ 时间:__年__月__日__时__分

以上情况严重时可能危及生命,一旦发生我们都会尽力抢救。

请您仔细阅读,慎重考虑。如同意,请签字为证;如不同意,也请签字为证。谢谢您的合作。

参考文献

[1]陈宏丽,陈富杰.病案信息管理在医院管理中的作用[J].中国卫生产业,2024,
21(11):229-232.

[2]程方,东振彩,符兵权.大数据环境下医院病案管理信息化建设探讨[J].现代医院,
2024,24(7):1062-1065.

[3]丁兆娟,郝海霞,蔡善涛,等.现代医院管理实践与创新[M].长春:吉林科学技术出版
社,2023.

[4]冯钰宁.大数据时代医院病案信息安全风险管理的研究[J].中国卫生标准管理,
2024,15(20):9-12.

[5]冯钰宁.医院病案统计计算机网络安全应对策略探讨[J].网络空间安全,2024,
15(2):53-57.

[6]金爱芳.关于加强医院病案管理和保密工作的几点思考[J].黑龙江档案,2023(6):
204-206.

[7]吕颖.医院流程管理与信息化实践研究[M].北京:中国纺织出版社,2023.

[8]马文晖,王力红,赵霞,等.基于电子病案管理系统的住院病案首页医院感染诊断质量
管理实践[J].中国病案,2024,25(4):21-22,34.

[9]莫求,王永莲.医院行政管理[M].上海:上海交通大学出版社,2019.

[10]潘永红,刘彩贺,肖梦怡.基于大数据技术的医院病案数字化管理系统设计[J].电脑
编程技巧与维护,2024(7):90-93.

[11]秦雯霞.信息化手段在医疗管理中的应用[M].成都:四川大学出版社,2023.

[12]宋书娟,余艳,贾丽娜.医院档案管理与信息化建设[M].长春:吉林人民出版
社,2020.

[13]苏长江,李爱绸,廖慧梅.数字化病案信息技术在医院管理中的应用价值[J].黔南民
族医专学报,2024,37(3):373-375.

[14]王群.新时期加强医院档案管理与病案管理的策略研究[J].办公室业务,2024,
8(15):79-81.

[15]王艳.医院病案管理中的安全措施[J].人人健康,2024,5(10):94.

[16]韦铁民.现代医院内部管理制度[M].杭州:浙江大学出版社,2020.

[17] 夏彩虹,刘桂林,肖志明,等.现代化管理助力医院病案管理水平提升的路径探讨[J].中国卫生产业,2024,21(12):45-48.

[18] 徐孟艳,张丽萍,操敏.公立医院病案无纸化建设的优势和困难[J].中国卫生产业,2024,21(9):253-256.

[19] 袁启航,岳培,汤玉,等.大数据时代医院病案信息管理现状及创新[J].航空航天医学杂志,2024,35(9):1102-1105.

[20] 袁向东.大数据DRG助力医院精准管理[M].广州:广东科学技术出版社,2021.

[21] 岳芙蓉.现代医院统计管理与病案管理[M].长春:吉林科学技术出版社,2018.

[22] 张佳淇.医院病案管理中存在的问题该如何解决[J].健康必读,2024,11(21):14.

[23] 张莉.探讨病案无纸化对公立医院精细化管理的作用[J].财经界,2024,9(17):39-41.

[24] 张晓涛,王永学,崔茜.数字化病案信息技术在提高医院病案管理效率与管理质量中的作用[J].中国卫生产业,2024,21(4):8-12.

[25] 张燕.浅谈医院病案的管理工作[J].办公室业务,2023(24):89-91.

[26] 周嫘.资深医院管理人20年实战笔记[M].北京:华龄出版社,2022.

[27] 周燕,李江鸿.病案信息技术对提高医院工作效率及病案管理水平的影响[J].中国卫生产业,2024,21(13):138-141.

[28] 于先会,李洁月,宋振鹏,等.医院管理与研究[M].成都:四川科学技术出版社,2023.